「現代版」五千年來的道家醫學寶鑑！
您可以不必藥物、不必醫生就可以長命百歲！
因為人體本身就擁有許多不可思議的自癒力！

導引術自癒力

健康研究中心　主編

前言——求取身心平衡的「氣」控制術

現代人一般在聊天時，往往會談自己身體的狀況……，時下的社會已經掀起了各種健康風潮。不過，這並不表示現代人已真正地了解健康。

例如：一般人以為——「運動量不足會有損健康」，而使健身房與韻律教室到處林立。不過，基本上，這些運動雖然能鍛鍊肌肉，但若勉強運動，就會產生反效果。

此外，近來由於飲食健康法極為流行，人們趨之若鶩。但是，僅僅攝取香菇或胡蘿蔔，不可能得到健康。即使是對百病都有療效，但也不可能適合腸胃不好的人。

藥物也是相同的道理。我認為服用醫生的處方約一週，如果還是沒有效，就沒必要再服用了。西洋醫學的藥物是依照症狀來細分，命中這人的罩門時，就會產生特效作用。但是，如果持續服用一週以上，反而會成為毒素。

一些長年向醫生求診，長期服用藥物的人的臉色，看來就像是「藥罐子」一般。

這些對於健康的觀念，都是不自然的。本書所介紹的「氣」健康術，是基於中國長久以來的歷史孕育完成的「導引術」而產生的。

若人類一直過著違反自然的生活方式，那就一定會罹患疾病，感到痛苦，也會因壓力而煩惱。以導引術來看，「胃不舒服」、「肝臟不好」等身體的失調，以及「睡不好」、「與他人溝通不良」、「害羞膽怯」、「焦躁」、「不安」等心靈的煩惱，都是由於沒有過著自然的生活方式，或是沒有過著純樸的生活所造成的。

「健康」的「健」指的是「強壯的身體」，而「康」即「安詳的心靈」的意思。兩者兼備，才能獲得真正的健康。換言之，健康即自然的生活方式。

那麼，何謂自然的生活方式呢？這就是「氣」能充分發揮作用的狀態。所謂「氣」是自然的能量，疾病或老化則是惡氣積存在體內所造成的。要使邪氣排出體外，就必須要刺激穴道，並進行呼吸，這就是導引術的要領。

藉著充分的呼吸，能把老舊血液中所含的老舊廢物與二氧化碳排至體外，同時把新鮮的氣納入血液中。新鮮的氣與血液合為一體，導引術稱之為「氣血」。如果血流出體外，是單純的血。但是，在活生生的體內循環的時候，與氣合為一體在循環。這狀態的血就稱為氣血。由於寒冷或過度疲勞等原因，而導致體調不良時，身體的一部分如內臟、關節等氣血會停滯，形成邪氣，進而產生疾病或痛苦。

本書係站在導引術的立場，為各位說明生活中的各種痛苦、減輕症狀的方法，以及根本治療的方法。而且，都是一些能使忙碌的現代人在短時間內就產生效果，不需要太充沛的體力，而且隨時隨地都可以進行的方法。

也許，你會覺得不可思議，而暗自懷疑——「這方法果真有效嗎？」但畢竟這方法還是值得一試的，相信一定會產生令人驚訝的效果。

目錄

Contents

Contents

Contents

第三章・Part 3

產生「幹勁」，提高「集中力」

第四章・Part 4

克服自卑

自然的生存方法「洗心術」

——用心治身體的病，用身體治心靈的煩惱／158

Contents

Contents

第六章・Part 6

增強「精力」，防止「老化」

恢復年輕時的身體，不是不可能的！
——不會喪失「精力」的方法／212

終 章

人體神奇的自癒力

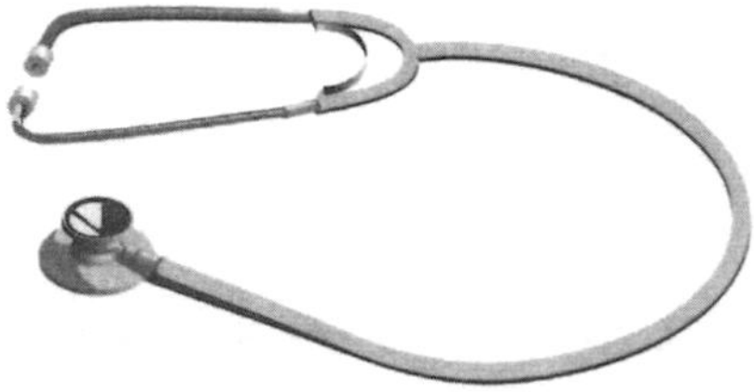

序　章

身體甦醒——「氣」的祕密

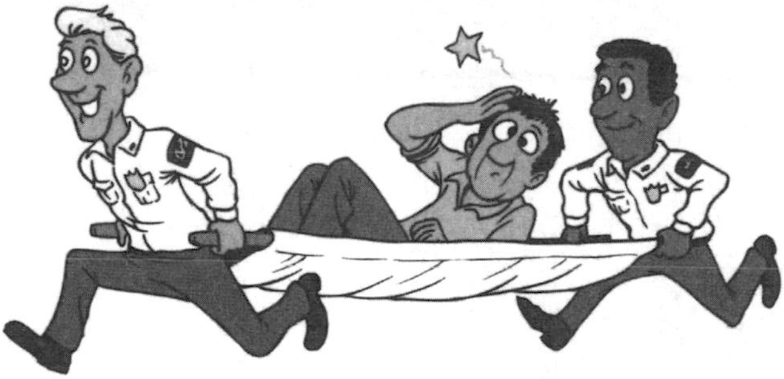

何以「氣」的效果能治病？

一、利用「氣的流通」治好藥物無法治癒的慢性病

「壓力」是眾所皆知的。由於現代生活日趨複雜，社會構造與人際關係不若以往單純，生活的節奏變快、高度緊張等等，都使身心無法安定下來。在這緊張的生活中，疲勞的堆積就會造成壓力的產生。

由於壓力，而使身心持續處於緊張狀態，自律神經平衡失調，就可能導致自律神經失調症。這時，自律神經所支配的生理作用，當然也就無法保持正常狀態。但是，使用藥物或利用食物改善體質，或是實行瞑想法，都無法產生效果。甚至還要擔心藥物所造成的副作用。但是，利用本書的基礎——「氣的流通」，就能消除這些症狀。

我們的心靈動態與身體的健康狀態有密切的關係。腹部疼痛，就會覺得焦躁。此外，牙痛時，根本無法努力思考，肚子餓就會暴躁易怒。當心靈有所困擾時，身體也會浮現各種毛病。

目睹悲慘的交通事故，或失戀時會喪失了食慾。工作沒有著落，或遇到大問題時，可能會頭痛或出現下痢的症狀。身心互為因果，具有密不可分的關係。最近，由於身心醫學的發達，在這方面的研究突飛猛進，明顯地了解了身心具有密切的關係。

但是，要治療疾病時，還是會偏重於只對出現症狀的器官，或機能進行局部的對症療法的方式。疾病不只是局部的毛病，是身心二方面都受到損傷的警告，所以一定要使身心都恢復正常狀態，這才是真正的治療之道。

二、以導引術為基礎的「氣的健康術」為何？

要簡單說明「導引術到底是什麼？」為何它就是身體保持自然狀態的方法。那麼，何謂「自然狀態」呢？即身體各器官能發揮正常功能的狀態。

現代人難以了解，並不被一般人認為是疾病的近視眼，或是視為老化現象的老花眼也包括在內。原本應該看得見的東西卻看不清楚，在導引術看來，眼睛的「不自然狀態」是眼睛有邪氣的積存所造成的。

此外，還有一種過敏性鼻炎。到了春天時，有的人戴上口罩，有的人則儘量避免外出，有的人則因花粉的來襲而感到害怕。花粉會通過鼻黏膜，而產生反應，鼻水流個不停。在醫學上看來，這種過敏性鼻炎難以治癒，只能暫時用藥物加以控制，結果只能以「因為體質的緣故」而放棄治療，耐心地等待暴風雨的過去。

但是，鼻子會對花粉產生激烈的反應，表示鼻子的狀況不佳，根本原因並不在於體質，而是因為某種原因而使體調不良。換言之，這是後天的疾病。可現在的醫學並不了解這一點，而只是很遺憾地表示，這乃是體質所造成的，讓患者痛苦度日。

以導引術的觀點來看，過敏性鼻炎是邪氣造成的。一旦邪氣積存，身體自然就會產生偏差。以幼兒的睡姿為例。幼兒在睡覺時，不斷地移動身體。白天有活力遊玩的孩子動得更厲害。也許，父母親會認為孩子的睡相不好，或會罹患感冒而感到擔心。

不過，這全都是杞人憂天的想法，幼兒在睡覺時，無意識中，會自然地使用導引術，活動白天沒有使用的肌肉或關節，排泄因白天的活動而積存的邪氣，消除疲勞，補充新鮮的「氣」，重新湧現活力。幼兒任性的睡姿變化，也是一種基本的導引術，這就是所謂的「氣的健康術」。

仔細觀察幼兒的睡姿，會發現幼兒會經常保持最自然的姿勢。例如：側躺時，下面的手臂幾乎是與身體呈直角相交，上側的手臂則稍微彎曲，手掌好像貼在腹部或地板上一般。此外，下側的腳會伸直，上側的腳會彎曲成「く」字。各位不妨試一試這種姿勢，這是保持背骨的挺直最自然的狀態。

三、疾病或老化的原因在於違反自然

長大成人以後，無意識中，就不再保持這種睡姿了。隨著身體活動習慣的累積，身體遂產生了偏差。

如果沒有這方面的偏差，人類就能健康地活著，而且能夠長壽。動物擁有成長期五倍以上的壽命。以這方式來計算，人類的成長期為二十年。那麼，人類應可輕鬆地活到百歲以上。但一般人的平均壽命頂多只能活到八十歲。況且，超過六十歲以後，全身都是病，不健地活著。還有，罹患疾病的年齡層降低，這也是非常可怕的事情。

這是由於人類的身體置身於違反自然的狀態。如果人類的身體能夠採用保持原有的自然狀態的方法，就能夠以更年輕的狀態輕鬆地達到長壽。這方法就是導引術。透過使身體恢復自然狀態，而使心靈從壓力中解放出來的狀態，就是導引術的基本想法。

人類會罹患疾病或老化，都是因為過著違反自然的生活方式所造成的。只要能矯正這方面的偏差，重新恢復適合人類的身體狀態，就不必擔心罹患疾病，即使罹患疾病，也能儘早治癒。而且，不會老化，能夠長生。

換言之，自然地生存，才能得到健康，獲得人類原有的發揮至最大限度的能力。但是，悲哀的是，隨著時代的日新月異，很難自然地生存著，健康受損，人類的各種能力也漸漸地喪失了。

導引術是倡導——「人類自然生存的方法」，而最大的特徵不只是精神訓話或觀念訓話，不像有一定動作的呼吸法或冥想法。這和坐禪所要求的「頓悟」，在本質上是不同的。

四、把「氣」的力量提高至最大限度即是導引術

導引術所使用的各種動作，原本都是模仿野生動物的動作而創造出來的。野生動物不會生病，能夠優閑地享受天壽，就是因為牠們絕對不會違反自然的動態。誰聽說過狗或猴子會有肩膀痠痛或腰痛的毛病？

中國的先聖先賢察覺到人類的身體產生了偏差，而感覺痛苦，原因就在於違反自然的行為，因此覺得要模仿野生動物的動作，重新恢復自然的姿態，即從經驗科學中產生了導引術的根源。採用前傾的姿勢工作的人，可以把背部向後仰，從這些基本動作開始進行，就可以了。

再加上中醫學的發想，我們的身體有不可或缺的「氣、血、水」，以及偏佈全身的「經絡」。所謂經絡，就是與五臟六腑相連的穴道網路。當某個臟器發生毛病時，刺激與這臟器有關的經絡，就能夠恢復元氣。

「氣、血、水」可說是中醫學的神髓。「氣」即空氣的氣，就是氧，但是其概念應該是更深更廣的。氣也存在於生命體的宇宙中。如「元氣」、「活氣」、「氣力」、「人氣」、「氣氛」、「精氣」等字眼所示，氣是指事物存在的能量。

重點在於對我們而言，氣未必都是好氣。「陰氣」、「弱氣」等，都是不好的氣。「邪氣」特別會危害健康，帶來疾病，使氣力喪失，為人帶來迷惘與痛苦的氣。是否能高明地控制氣，是人生勝敗的關鍵。

導引術就是能巧妙控制氣至最大限度的科學。提升氣的力量，使血（血液）、水（淋巴液）的循環活性化，這才是來自體內的綜合健康法。

導引術的優點即在於做法簡單，任何人在短時間內都能學會，不需要有特別的準備。雖然整體命名為「××行法」，但是本書為便於各位了解，而改為「××方法」、「××做法」、「××體操」等等的字眼。在前人經驗的累積下，完成了這些方法，能夠使身心獲得健康，過著快樂充實的生活。

治療身心疾病的最佳健康法

至此，相信各位對以導引術為基礎的「氣的健康術」，已經有了某種程度的了解了。不過，透過親身的體驗，來了解氣的健康術是最好的方法。

〔實例1〕治好對人恐懼症，成為所長的S先生

以前，我曾參加電視座談，節目尚未播完，就有人打電話來。由於電視的播放時間有限，所以無法詳談。不過，因為我一再強調這是簡單而且效果極佳的方法，所以有很多人打電話來與我商量。

商量的問題大多與健康有關，但是也有不少是屬於心靈的煩惱。在某家汽車銷售公司上班的S君，就是其中一人。S君畢業於著名的私立大學已經二年了。從電話那一端傳來生氣洋溢，似乎很適合當業務員的聲音。但是，當他談到自己的煩惱時，語氣便完全轉變，變得猶疑不決。我不知道究竟他到底想和我說些什麼，所以請他到我這兒來。他很驚訝地回答道：「咦，一定要到先生那兒去嗎？難道不能夠只在電話上商量嗎？」

我想，這可能是從事業務者的通病吧！通常，業務員都不想見他人，所以我耐著性子聽他訴說。原來是因為最近的營業事務已經進行至即將會見客人的最後階段，而以往他只是做一些送目錄或估價單，幾乎都是可以用電話進行的工作。

我想，如果不和S君見面，恐怕無法了解事情的真相，所以只要有機會見面談一談，就能為他解開心中的結，因此我告訴他，隨時都可以來找我，就掛斷了電話。

雖然我以為S君立刻就會來，但是過了三天以至一週，都沒有他的消息。過了大約一個月，我幾乎快要忘掉S君時，突然他出現了，說他是「前些日子打電話來的S君」。聲音充滿著活力，但態度卻戰戰兢兢，似乎是在無可奈何的情況下才來的。

打電話以後，過了一個月才到我這兒來。在這期間內，他當然感到非常煩惱，更令我感到驚訝的是，他告訴我，要他見他人實在是件痛苦的事情。與他人見面，可說是業務員不可避免的經驗。看到他一副困擾的樣子，於是我詢問他平常的情形。在公司裡，S君是出身於著名大學的菁英分子，公司對他也抱著很大的期待。當然，他也受到很大的壓力。有優秀份子的名譽，卻無法展現實績，當然會感到痛苦。他說話條理分明，但是視線卻不穩定，不斷地抖著腳。臉上毫無表情，肌膚乾燥，看起來毫無朝氣。

於是，我教導S君：「你要像個年輕人一樣，展現旺盛的行動力。」同時，告訴他在見到他人時，能快樂地發揮作用，創造氣力，使臉色良好，恢復全身健康狀態。

S君忠實地實踐我的指導。半年以後，S君又來了。他判若兩人，成為生氣蓬勃的年輕人，連我都感到十分驚訝。他的眼中綻放著光采，不再有抖腳的毛病，成為一個優秀好青年。在工作上，也能積極地與他人見面，業績提升，並且內定會成為營業所所長。對於S君而言，這實在是難以置信的轉變。

導引術能夠預防與治療身體的老化，是具有極高即效性的健康法。就如S君的例子一般，不只是健康法，也是最好的心靈健康法。

所謂「心靈健康法」，絕對不是要做一些很困難的事情，或是從事困難的修行，而只是要利用導引術，使心靈成為「不拘泥於事物」的狀態。這種想法和對於身體的導引術的想法是相同的。換言之，由於身體的僵硬（不良的習性、生活習慣、錯誤的姿勢）而產生的痠痛，要先注意去除邪氣。因此，要透過各種行法，使氣血流通。身體的僵硬消失以後，身體就能得到健康，心靈也是相同的情形。只要消除心靈的束縛，就能使心靈得到健康。由這意義來看，導引術對於最近不斷增加的「心病」，應該也能帶來極大的光明希望。

〔實例2〕利用「肝臟強化法」擺脫成人病的H先生

昔日，日本醫師公會的武見太郎會長曾說：「二十一世紀是肝病的時代！」肝病的真相如何，不得而知。不過，可能是任意給予藥物所造成的。到我這兒來的人，輾轉看了許多醫生，成了藥罐子。許多人都是在束手無策的狀況下，到我這兒來尋找避難所。

在某個縣城經營印刷公司的H先生，就是其中一人。除了印刷公司以外，H先生還同時經營運輸公司、餐廳等事業，工作能力旺盛。以健康第一為口號，不抽菸，不喝酒，努力工作。儘管如此，由於工作量太大，H生生終因體力不支，而臥病在床。延請附近的醫生前去診治，說是過度疲勞。遵從醫生的指示，服用藥物，注意生活細節，但是病情卻毫無起色，反而不斷地惡化。

一個月以後，送至大城市的大醫院，醫生診斷還是過度疲勞。使用最新的診斷儀器重複檢查，資料卻沒有顯示出有任何異狀。但是，H先生的病情卻日漸惡化，過度疲勞，視力不佳，並且膝蓋不斷地搖動。醫院交給他營養劑與對症療法用的藥物。

過了三個月，H先生認為自己一定要自救，便開始詢問親朋好友是否有好的方法。到朋友的家去時，朋友在偶然的機會下，向他介紹我的存在。原來這位朋友的兒子曾在我這兒接受治療，克服了小兒氣喘。於是，H先生認為應該會有解決之道。

我第一眼看到H先生，就直覺地感覺到他的肝臟有問題。於是，我問H先生，他的肝臟是否不好，他說經由檢查，並沒有發現有任何不妥。但是，我向他說明，利用檢查數字來判斷疾病，是錯誤的做法。我請他不妨嘗試一下實行「肝臟強化法」。

H先生是屬於老實型的人，他坦誠地接受我的忠告，並立刻付諸實行。三天後他主動和我聯絡，告訴我他不再感到疲勞了。正如我所言，他的肝臟並不好。H先生實際體驗到其效果以後，開始認真地實行導引術。第二個星期，完全恢復了健康，也能夠隨心所欲地工作了。現在，他也向公司職員和親朋好友介紹導引術，建議他們一起採行「氣的健康術」。

〔實例3〕利用「氣的美容術」博取好感的T小姐

導引術的氣效果不只是對肉體的疾病或心靈的疾病有效，還能夠使你的人生變得光明，產生強大的力量。

在商事公司的工作的T小姐，雖然不是長得貌若天仙，但是也不能說她不好看，只是她長得相貌較普通而已。這位T小姐戀愛了，對象是同一公司的青年。這位青年是運動員，會說一口流利的英語、法語，是眾女性職員心目中的白馬王子。

迷戀這位青年的女性職員非常多。T小姐為了與她們一爭長短，而購買昂貴的化妝品化妝，穿名設計師設計的衣服。但是，T小姐的心意仍無法為這青年所了解。T小姐不知道該如何掌握他的心，而求助於我。雖然我這裡並不是戀愛協談中心，但是我還是為T小姐尋求解決的方法。

T小姐常常購買化妝品，來增添其外在美。但是，我卻認為化妝得再美，也無法抓住男人的心。我告訴她，男人追求的是女人的自然美，所以提醒她儘可能不要化妝，教導她使肌膚美麗的方法，以及順暢分泌女性荷爾蒙的方法。

T小姐遵從我的指示，持續實行氣的美容術。實行氣的美容術，可以使她的心靈變得美麗。在這種情況下，那位青年也開始注意到T小姐的存在。T小姐到我這兒來半年以後，和這位青年很快地就結婚了。

詢問這位青年，到底T小姐有何地方吸引他，他很害羞地說：「她有燦爛的笑容，以及吸引人的神奇力量。」我想，這就是「氣」的力量。

從下一章開始，詳細為各位說明氣健康術。我要再次提醒各位注意，一定要自己努力嘗試，體驗氣的好處。因為氣的好處不只是要用頭腦知道，也要親身體驗。

正確的呼吸與身體活動，產生驚人效果！

一、基本上，呼吸由鼻子吸氣，嘴巴吐氣

在此，為各位說明呼吸法的重點與做法（實行方法）如下：

一定要確實遵守呼吸法的重點。任何人在無意識中都會呼吸，因此很多人並不會注意。但是，這是錯誤的做法，很多人進行錯誤的呼吸法。錯誤的呼吸法是造成身體失調與疾病的原因。

氣的健康術是利用正確呼吸法與正確身體活動的組合，而充分發揮效果，這一點絕不可忘記。必須注意到這一點，充分利用氣。

呼吸法的注意事項如下：呼吸時，要由鼻子吸氣，用嘴巴吐氣。在吸氣時，閉上嘴巴。為了使新鮮的氣能完全吸入體內，祕訣就在於吐氣的時候。只要能夠好好地吐氣，在吸氣時，就能夠自然地使空氣流入。

隨著動作吐氣時，有如配合動作的結束，吐氣似地進行，就可以了。

莊子曾說：「一般的人只用一半的肺來呼吸。」這是莊子在二千多年以前所說的話，對於現在的國人而言，也非常適用。只用一部分的胸來呼吸的人非常多。

呼吸時，好像能聽到自己呼吸的氣似地。但是，並不是要各位「全部神經集中在耳朵，一心不亂」。只要在吸入與吐出空氣時，用頭腦了解一下呼吸就足夠了。

因此，不論呼吸的深淺或長短，可以按照自己自然的方式進行。由聽息就能自然地發現到，平常自己感覺不到的呼吸的短淺或不調和。但是，不要勉強地去調整呼吸，切勿讓調整呼吸意識發揮作用。只要不是下意識地這麼做，就能完全消除雜念。

原則上，呼吸法要閉目進行。但是，有時卻要張開眼睛進行，因此要依指示進行。此外，在喝啤酒或酒以後，還沒有清醒以前，不可以進行。洗澡後，要待發燙的身體冷卻以後才進行，大約隔十分鐘之後再進行比較好。

二、清醒後，立刻躺在床上進行最好！

其次，是關於做法的注意要點：

早上醒來時，躺在床上進行氣健康術最容易。但是，在較容易配合自己的生活形態的場所，在方便進行的時間去做也很好。

實踐中的注意事項，就是要閉目，放鬆肩膀的力量，配合自然的趨勢，摒除心中的一切雜念。

這是為了吐出體內的汙氣，要充分地吐氣。至少要實行一次，然後再進入指定的健康術，絕對不要勉強進行。要確實地感覺到——「啊！真舒服！」才能治癒身體的不適與疾病。即使無法做滿指示中的次數，也沒關係，只要盡力而為即可，不須勉強。遵照指示，要「做滿五次」，但是如果只做了三次就覺得很辛苦，那麼只做三次也無妨。

摩擦身體的行法則是雙手手掌充分摩擦，溫熱以後再進行。冬天裡，可以利用暖爐溫熱雙手，然後再進行摩擦身體。

摩擦身體時，不要隔著衣服摩擦，要直接摩擦肌膚。摩擦四、五次，使這部分的肌膚溫熱以後，開始用力。換言之，不要心不在焉地摩擦，而要抱持著使自己的身體健康的想法來摩擦。

最後，在實踐中流汗，要用乾毛巾擦拭。但是，為了要使腳底和後脖頸排出邪氣，因此要用濕毛巾仔細擦拭。若在實施健康術以後立刻洗澡，會使「氣」的效果消失，因此要過十分鐘後再洗。

一定要牢記這些呼吸法或做法上的注意事項。

〔體型健康檢查❶〕消瘦型・細長的人

消瘦型的人身體的肉較少，粗糙的血管浮現在身體的表面。特徵是會看到肋骨，手足骨也非常明顯。當然，背部等與橫幅相比較高，手足也較細長。

這些人的內臟較小較硬，水分不足，內臟乾燥。因此，缺乏喜、怒、哀、樂之感。相對地，暴躁易怒，容易受驚，會出現這種極端的情形。因此，有時情緒激動，行事莽撞。

胃小而乾，所以雖然很瘦，但卻是個大胃王。尤其是喜歡吃有酸味的食物。很容易罹患熱病，但是不要緊。

女性由於生理不穩定，因此較不容易懷孕。做事小心仔細，條理分明。

身體細長者臉很細長，手足也很長。這時，內臟細長而脆弱。這些人不堪氣候的變化，也很難忍受壓力。

性慾較弱，沒有實際經驗，卻容易夢遺。女性有生理不順和貧血等症狀。

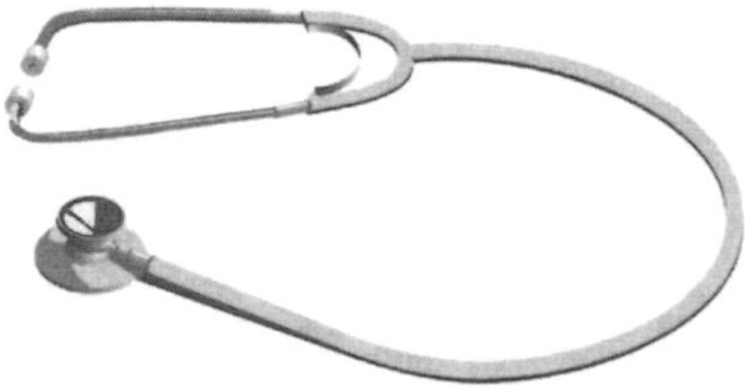

第一章

「現代病．慢性病」的治療

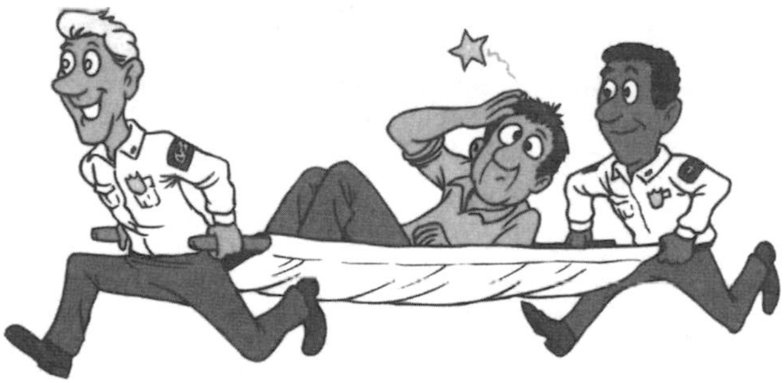

只要發揮元氣的本能，定能得到健康！

——任何病都能治好的中國五千年健康術

原本人類的身體就是健康的，之所以會罹患疾病，是因為與宇宙大氣合為一體的體內的氣，由於自己不注意，而接受外界混濁的氣，或是身體中產生不自然，而阻礙本能，使其無法發揮力量。換言之，是由於身體中的氣混亂所致。

因此，只要使元氣的本能發揮作用，任何疾病都可以治癒。本書將教導各位的，就是誘導元氣的方法。

疾病的種類有數百種，不過大致可分為四～五大系統，包括消化系統、呼吸器官系統、循環器官系統、肌肉系統、神經系統這五大類。

既然疾病的根源可分為這五大類，那麼利用某一種方法來對治數種疾病，而能產生效果，這不是很自然的事嗎？這絕對不是我獨創的，而是經由中國五千年的歷史而得到的實際證明。

不論是慢性病或現代病，只要能夠實踐本書的方法，就能夠治療現在的疾病，也能夠防範未來未知的疾病。這是我敢斷言的。

罹患疾病，是因為這部分積存著身體已無法處理掉的邪氣，因此必須找個時間讓身體恢復元氣。

接著，為各位介紹各種方法，對於現代病與慢性病都有效，病名是以西洋醫學來區分的，可是，千萬不要因為不知道自己罹患何種病，而感到失望。

配合自己身體的症狀，大致便可以一窺端倪。而且，如果在做了以後覺得舒服，這就是身體所需要的「氣的健康術」。

然而，實踐本書方法的祕訣，在於絕對不可勉強為之，而要自然地實踐。不要抱著懷疑的態度，一再地自問：「這麼做絕對能治好嗎？」或是——「真的能治好嗎？」

不要想太多，只要抱著——「照書上所說的做看看」的心理去做。不知不覺中，就能得到元氣了。

1・近視

恢復視力的「眼球按摩」

相信絕大部分的人不會認為——「近視是身體失調的一種症狀」。戴眼鏡的人會說：「我們的身體毫無不妥，非常健康」，甚至認為——「自己的健康狀態良好」。沒有人察覺到自己身體的異常，因為戴上眼鏡就能看得很清楚，所以認為自己乃是正常的健康體。

不只如此，為了面對升學壓力，以期能擠進升學的窄門，而開始經歷無數的測驗，要長時間熬夜挑燈夜讀。即使在步入社會以後，包括報章、雜誌在內，必須生存在無數小標細字的洪流中。

駕駛汽車、個人電腦與文字處理機的使用等等，都會對眼睛造成很大的負擔。待在家中，也會看電視，不眠不休地使用眼睛，當然眼睛也會感到疲勞。

眼睛的疲勞可能會造成疼痛感、刺痛感，因為怕光而看不清東西，很可能會出現眼睛模糊、充血等症狀，甚至還會出現肩膀酸痛、頭痛等全身症狀。這全是造成視力減退，產生近視、遠視眼鏡族的元兇。

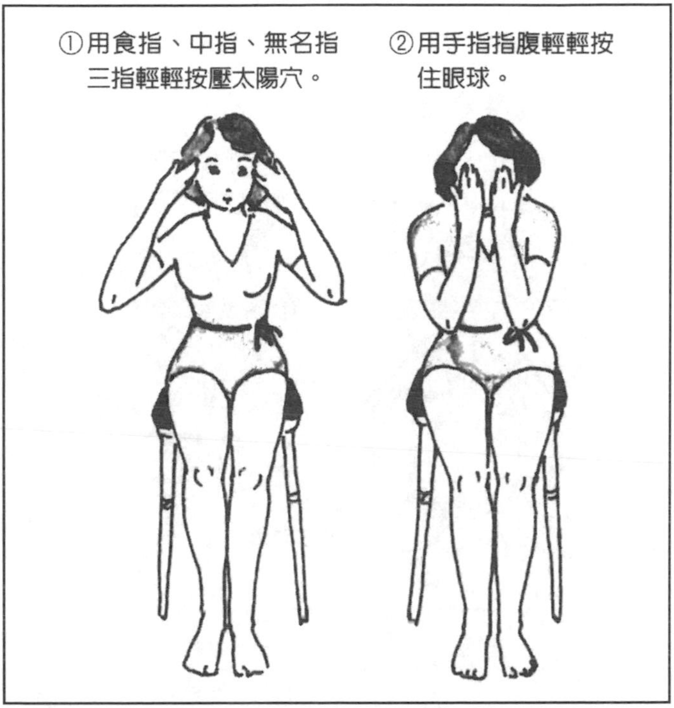
①用食指、中指、無名指三指輕輕按壓太陽穴。
②用手指指腹輕輕按住眼球。

個人電腦與健康的關聯，最大的問題在於疲勞與壓力。疲勞的特徵大多由於長時間盯著一閃一閃的映射管，而導致眼睛疲勞。此外，由於眼睛疲勞，而出現肩膀酸痛、頭痛，女性生理不順的症狀，也頻頻發生。

〈能恢復疲勞的眼睛體操〉

每當考慮眼睛的健康時，最讓我佩服的是以前的鐘錶商。鐘錶的修理是非常精細的作業，這是眾所皆知的事實，做這工作時，必須要全神貫

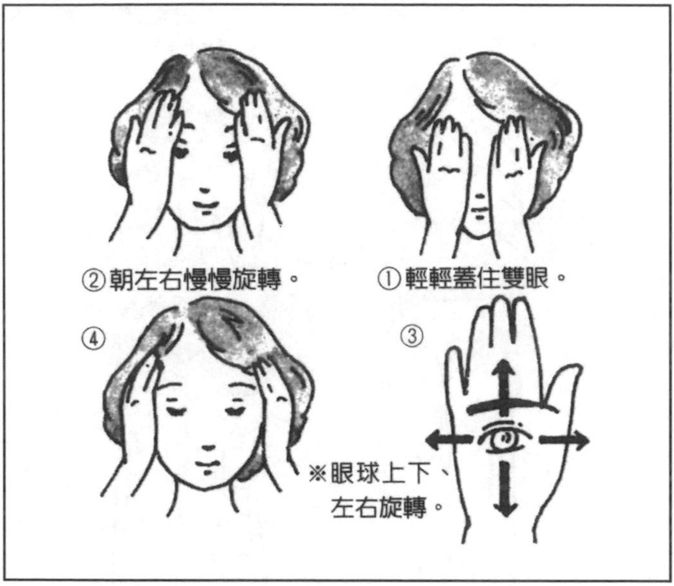

注。作業結束以後，這些修理技師都會揉一揉眼睛或是用雙手敲一敲兩邊的太陽穴。

這是非常合乎道理的事情，因為這是由經驗而產生的恢復眼睛疲勞的方法，是能夠立刻消除眼睛的疲勞，而且能即刻產生極佳效果的方法。具有速效性，不會充血，疲勞也能立刻消失。平常在工作時，極度使用眼睛的人，或是長時間閱讀和駕車，而感到眼睛疲勞時，值得一試。

①用食指、中指、無名指三根手指輕輕按壓太陽穴三～四秒鐘。

②閉上眼睛，用相同的手指從眉毛下方，似乎由眼睛凹陷處輕輕地壓

迫三次。對於下眼瞼的部分，也以相同的方式往下壓迫三次。

——以相同的手指輕輕按壓眼尾至太陽穴的部位。再用指腹按壓眼球上方十秒鐘。按壓眼睛時，不要太用力。若眼睛充血，可用濕毛巾冷敷一下。

此外，感到疲勞時，不只是眼睛，也是全身疲勞的證明。平日長時間處理ＯＡ機器的人，為了防止眼睛疲勞可做以下的眼睛體操。

①輕輕閉上眼睛（盤腿而坐或坐在椅子上皆可）。

②雙手摩擦發熱以後，手掌輕輕蓋在雙眼上，好像眼球正好抵住手掌似地。

③手掌朝左右慢慢地旋轉，眼球上下左右旋轉，重複六～十次。

④直接將手掌往左右摩擦，這時手掌稍微用力。最後，手的位置置於似由兩側夾住頭似的。

——輕輕拍打兩側的太陽穴，手掌朝左右往上揉搓。

持續併用這裡所介紹的兩種方法，能夠有效地預防視力減退或眼病，恢復眼睛的健康。雖然會出現暫時充血增加，或產生眼屎的症狀。如果是遠視、亂視，會恢復較快。如果是近視，在二、三個月內，也會出現明顯的恢復徵兆。

2・過敏性鼻炎

停止打噴嚏、流鼻水的「洗鼻」法

連續打噴嚏、流鼻水、鼻塞、流淚、頭痛——這就是急遽增加的過敏性鼻炎症狀。當然，這和感冒不同，不會出現發燒或全身不快的症狀，不會危及生命。但是，當事人卻會感到焦躁，而且也懶得與他人見面。工作效率減退，生活規律紊亂。

過敏性鼻炎與季節無關，可能整年都會出現。此外，在一定的季節才會發生的過敏性鼻炎，是屬於季節性過敏性鼻炎，特別嚴重的問題就在於花粉症。

容易產生過敏症狀的人，共通的現象就是肌肉鍛鍊不足。因此，據說過敏性鼻炎採用乾布摩擦或冷水澆淋的方式，都會特別有效。

冷水澆淋是鍛鍊肌膚、促進血液循環、治療氣喘或皮膚炎有效的方法，對過敏性鼻炎也有效。過敏性鼻炎是鼻子內部的瘀血，只要血液循環順暢，就能治好瘀血。

直接治好鼻炎的方法，就是「洗鼻法」。

①用雙手中指腹抵住鼻子兩側，沿著鼻翼上下摩擦十八次。

②壓住鼻左側的洞，用右手手掌撈起水來，從右鼻孔灌水進去，由口中吐出。當水

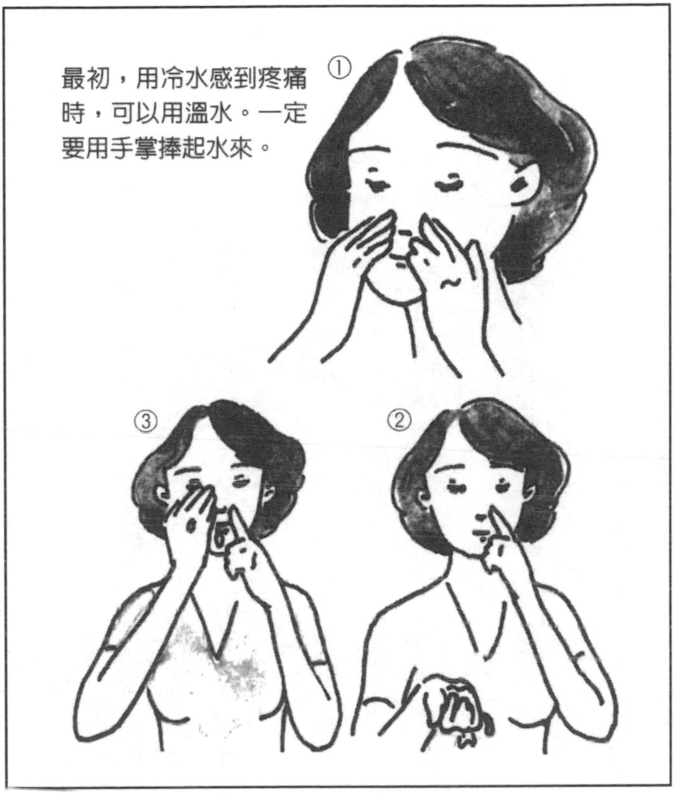
最初，用冷水感到疼痛時，可以用溫水。一定要用手掌捧起水來。
①
③
②

進入鼻孔時，像是要將水吸入似的，臉向上抬，使水流入。

③以相同的要領，讓水通過左鼻孔，從口中吐出。

這方法左右各實行三次。最初碰到水，可能會感到疼痛，所以可以使用溫開水。但是，要用手盛水，把水立刻灌入鼻孔中，因為人類的手掌會產生使自然治癒力旺盛的氣。

3・頭痛

向頭痛、頭重說再見的「眼球移動法」

持續做困難的事情與工作，而感到頭重、頭痛。

包括這些頭痛在內，頭痛時，經常會出現的就是肩膀酸痛、頸部所引起的頭痛症狀。保持相同的姿勢伏案寫稿，或是長時間駕車，肩膀會酸痛。而且，會以頭痛的方式出現。

此外，鼻蓄膿症、便秘、生理不順、眼鏡度數不合，也是引起頭痛的原因。

以氣的科學立場來看，肩膀酸痛或生理不順所積存的汙濁血液循環於體內，來到頭部時，阻礙圍繞腦的血管通路，而引起頭痛。同理，鼻蓄膿也是膿由鼻子侵入眼的深處或額頭，而引起頭痛。

不過，本人無法直接找出原因，所以無法確實地指出原因，當然也無法找到正確的治療方法。

但是，如果現在因為頭痛或頭重而感到痛苦，在此告訴各位治療的方法。

①正坐，閉上眼睛，用嘴巴慢慢吐氣。

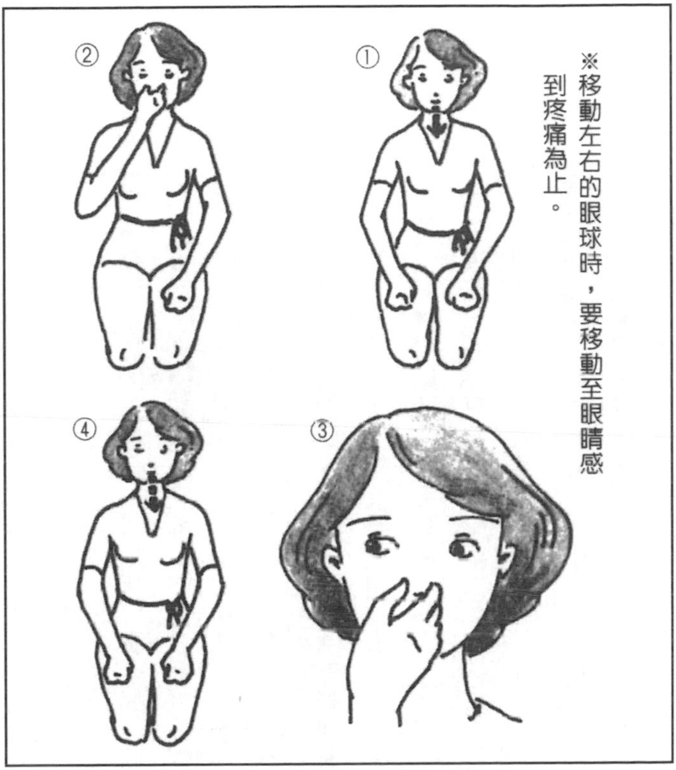
②
①
※移動左右的眼球時，要移動至眼睛感到疼痛為止。
④
③

②由鼻子用力吸氣，用右手捏住鼻子，塞住鼻孔。

③捏住鼻子，眼球朝右邊移動，然後再朝左邊移動。眼球朝左右移動的時間，為停止呼吸時間的一半，較為恰當。

④感到痛苦時，再把手鬆開，從口中用力吐氣。

這過程可以實行四、五次。

4・胃弱、胃下垂

使胃產生活力的「胃袋刺激呼吸法」

因胃弱或胃下垂而煩惱的人很多，這是無可避免的煩惱，相信很多人想知道原因。

動物是以四肢步行，身體與地面保持水準。但是，人類是用雙腳步行。用雙腳步行會造成何種傷害？為了能自由地使用手，因此發明了工具，創造了文明。但是，由於身體一直保持垂直，容易對胃造成負擔。一般而言，這些負擔會使活力消失，造成胃下垂。不只是胃，其他臟器也是如此。在此，介紹由外表判斷胃弱、內臟孱弱的方法。

擔心自己的胃的人，請看看你的肚臍。由肚臍便能一目瞭然地判斷是否有胃下垂的現象。肚臍朝下的人，就可以認定是患有胃下垂的了。要使下垂、喪失活力的胃恢復原狀，實行以下的呼吸法，較為有效。

①採盤腿而坐的姿勢，雙手重疊，抵住胸部下方。

②頭慢慢地朝右轉，用嘴巴吐氣，雙手貼在身體上，朝左後方移動。這時，眼睛好像瞪著斜上方似地。吐氣終了以後，閉上嘴巴，恢復原先的位置。

③以相同的做法，頭朝左轉。

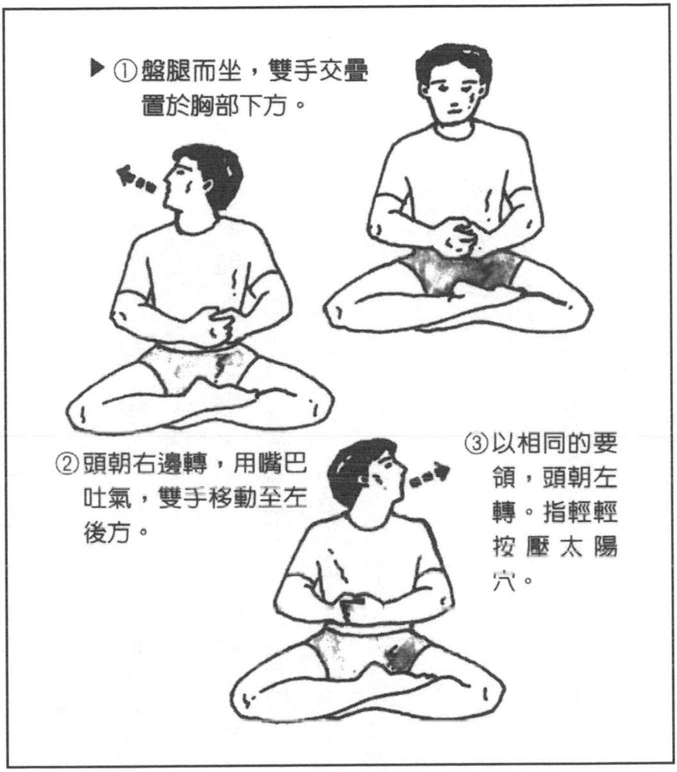
▶①盤腿而坐，雙手交疊置於胸部下方。
②頭朝右邊轉，用嘴巴吐氣，雙手移動至左後方。
③以相同的要領，頭朝左轉。指輕輕按壓太陽穴。

這呼吸法的重點就是，在轉頭的時候，要儘量好像轉向後方似地扭轉身體。而且，瞪著斜上方的時候，要大大地張開雙眼，好像從眼睛吸收能量一般。空腹時或飯後二個小時，一天進行二、三次，一週內就能出現效果。而且，這呼吸法能給予胃活力，治療胃潰瘍也有效。

5・肝臟

強化肝臟的「肝臟摩擦」

肝臟為體內的化學工廠，為了使生命現象順暢進行，因此一直從事著必要而複雜的工作。因此，肝臟發生毛病時，健康一定會受損。

肝臟素有沈默臟器之稱，如果不是惡化至嚴重的地步不會產生變化。肝臟弱時，全身倦怠，缺乏食慾。惡化時，肝臟會肥大，因此仰躺時，右側肋骨上浮，背部疼痛腫脹。這時，無法努力學習或工作。若放任不管，有可能會導致大病，因此要及時治療。

飲酒過度或過度疲勞，會對肝臟形成負擔。在此，介紹簡單消除肝臟衰弱的方法：

①仰躺，調整呼吸。

②雙手摩擦溫熱。

③用左手摩擦肝臟的部分。

若合併進行以下的方法，就能夠預防肝病，使效果倍增。

①盤腿而坐，雙手置兩側，手掌按住地面。用嘴巴吐氣，鼻子吸氣，共做三次。

②右手置於左肩，手肘貼於胸前。左手置於右肩，左肘貼於右肘的外側。

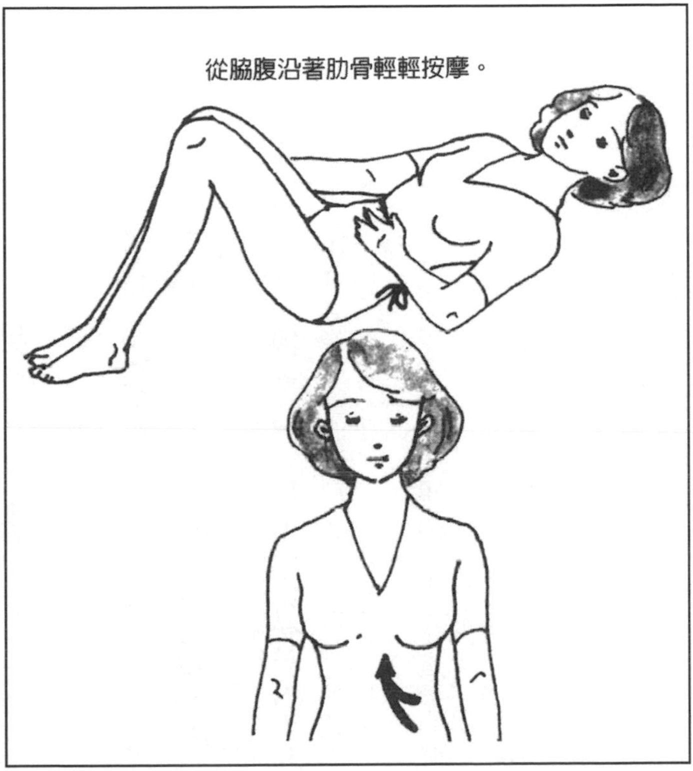

③直接由鼻子吸氣，雙肘用力按住胸口，力量貫穿肩膀與背部。感到痛苦時，用嘴巴吐氣，放鬆雙肘的力量，去除肩膀和背部的緊張，這動作重複做九次。

這手臂交疊呼吸法能夠有效地排泄發自肝臟，由背部至兩肩積存的邪氣。早上起來以後立刻進行，也能使宿醉煙消雲散。

6・高血壓・低血壓

「直膝呼吸法」使血液循環順暢

也許，很多人認為高血壓和低血壓是完全相反的症狀，但是實際上，其根本原因則是相同的。血管的問題或老化，也就是血液循環障礙導致血液循環不順暢，而引起的血壓病。

除了這些毛病以外，因個人體質的不同，有時會出現高血壓或低血壓的異常症狀。現代醫學會給予高血壓者降血壓的藥物，而給予低血壓者升壓劑。但是，這只是暫時抑制症狀的對症療法而已！

用以下的方法去除血管本身的問題或老化，才是最好的方法。

①坐在地板上，伸直一隻腳，另一隻腳置於其上。

②一根根地揉捏第一隻至第五隻腳趾。

仔細揉捏由腳趾根部至前端。另一腳也以相同的要領進行。手和腳的趾頭有許多穴道，與呼吸和循環器官相通，有綜合的效果。在時間允許下，進行五分鐘至十分鐘，一天揉捏二～三小時，就能使這一天的血壓正常。

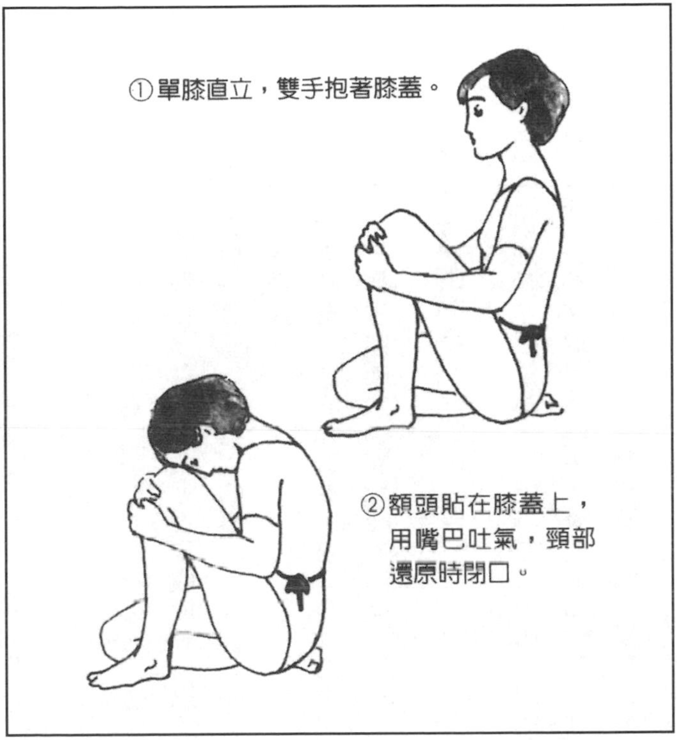
①單膝直立，雙手抱著膝蓋。
②額頭貼在膝蓋上，用嘴巴吐氣，頸部還原時閉口。

雖然沒有任何精神上的理由，可是神經緊張大多是與血壓異常等所造成的。因此，可以試一試以下的方法。此外，配合以下的方法進行也很好。

①單膝直立，坐在地上，雙手緊緊抱住直立的膝，額頭貼於膝上。

②額頭貼於膝上以後，用嘴巴吐氣。一邊抬起頸部，恢復原狀，一邊閉上嘴巴。

每天做二～三次，更能提高效果。

7・失眠症

短時間內熟睡的「龍睡眠法」

睡眠有益健康與美容，以調整體調的意義來看，最佳的方法就是「快眠」。睡眠較淺，或是無法成眠的翌日，會缺乏食慾，身體倦怠，思考力遲鈍，這都是最差的狀態。

無法快眠的人會一直想一些無聊的事，而且為之憂心忡忡。因此，大多不是「無法熟睡」，而是「不願熟睡」。

不過，每一個人都有一定的睡眠量，要一個人二十四小時不睡，就生理觀點而言是不可能的。實際上，無法熟睡是不願熟睡。因此，失眠症並不算是一種疾病。

〈向幼兒學習正確的睡姿〉

要如何治療失眠呢？很簡單，只要身體恢復自然狀態，就能夠得以快眠。僅僅就睡眠姿勢而言，有的人是採取自然睡姿，有的人卻不是。請各位想一想幼兒的睡姿。實際上，二、三歲的幼兒在睡覺時，經常移動身體，那是在無意識中，自然實施導引術的現象。對身體而言，各種活動是保持最自然狀態的姿勢。當然，幼兒不可能會有失眠症的

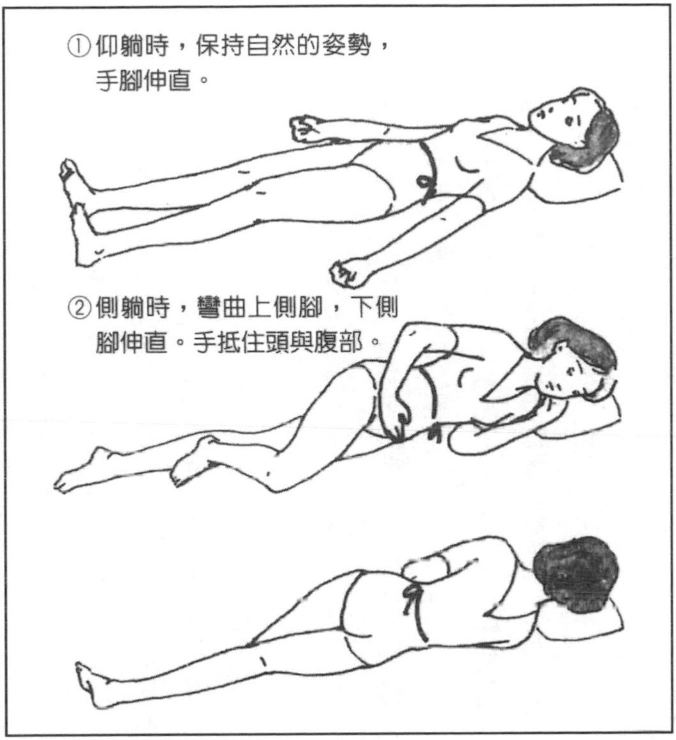

①仰躺時，保持自然的姿勢，手腳伸直。

②側躺時，彎曲上側腳，下側腳伸直。手抵住頭與腹部。

煩惱，而大人實施這早已遺忘的睡姿，就能夠使無法入睡的煩惱消失。

如果能實行這方法，即使只有三、四個小時的短暫睡眠，也能夠很快進入夢鄉。

①仰躺睡覺

以自然的姿勢伸展手腳。手的拇指置於中間，輕輕握拳，絕對不要用手抵住胸口。

②側臥

柔軟地伸展背肌，彎曲上方的腳，伸直下方的腳。一隻手抵住頭部。另一隻手貼在腹部。

實施這種睡眠法要注意的事項，即抵住頭的手不可以蓋住耳朵。如果手抵住頭部會發麻，也可以放下手臂，以便較容易進入夢鄉。

除「正確的睡姿」以外，再為各位介紹短時間睡眠足夠的方法。這方法能得到深眠，同時也容易入睡，稱為「陳希夷的龍睡眠法」。

在中國，陳希夷非常有名占卜師，也是「睡仙」，一睡覺便能睡好幾天，避穀斷食。因睡姿與龍形酷似，因而得名。

①拿開枕頭，左脇腹朝下，雙手摩擦生熱。

②雙手貼合，女性有如抱著陰部，男性好像抱著陰囊似地，將雙手夾在雙腿之間。這時，雙膝彎曲，不必特別調整呼吸。

如果不墊枕頭就無法睡覺的人，儘可能墊較低的枕頭。此外，半夜經常起來上廁所，而無法快眠的人，可能是因為膀胱系統的功能不良，所以一定要使膀胱系統發揮正常功能，進行摩擦以後，就能睡得很好了。

①仰躺，雙手互相摩擦。

②溫熱手掌，摩擦膀胱系統（足根部上方）數次。這時，不要隔著衣服摩擦，而要

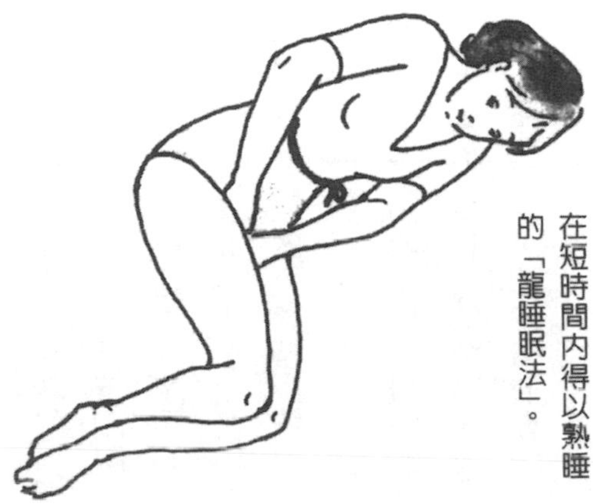

在短時間內得以熟睡的「龍睡眠法」。

直接摩擦肌膚。

實行這些安眠法不到二、三分鐘，就能夠進入熟睡中。一些只會做夢，睡眠較淺的人，大多能因為這些方法而不再做夢，得以熟睡。半夜頻頻上廁所的人，也可以減少上廁所的次數。

即使一週不實行這些方法，也能自然而然地閉上眼睛，而進入熟睡中。因此，清醒時，也覺得很舒服。

再建議各位採用一種方法。

慢慢地把腳屈伸三十次，就能夠減輕精神壓力。

8・腰痛

毫不勉強即治好腰痛的「身體左右平衡法」

如今，中年男性的共同話題不再是「人事異動」，而是「腰痛」。

每當中年男子齊聚一堂時，聊的盡是一些悲慘的話題，例如：「做三、四小時的運動，腰重無力！」或是：「開了一整天車，第二天站都站不起來！」

腰痛的原因是因為不使用肌肉所致。終日伏案於桌前，或是開車開了一整天，減少步行的機會，使原本用整個身體支撐的重量，會暫時集中在腰部，當然會導致腰痛。

另外，也有需要在工作上，長時間維持相同姿勢的人。這些人會質疑道：「我的工作是屬於不需要過度使用身體的性質，但是也會造成腰痛嗎？」當然，雖然不需要付出勞力，但是要保持相同的姿勢長時間工作，的確會對腰部造成負擔。

一旦腰痛以後，即使去看醫生，也無法產生明顯的效果。因此，許多人會擔心：是否會形成宿疾？

可是，不要過早放棄，因為還是會有毫不勉強就能治好腰痛的方法。

①仰躺，閉上雙眼，雙手拇指置於中央，握拳。

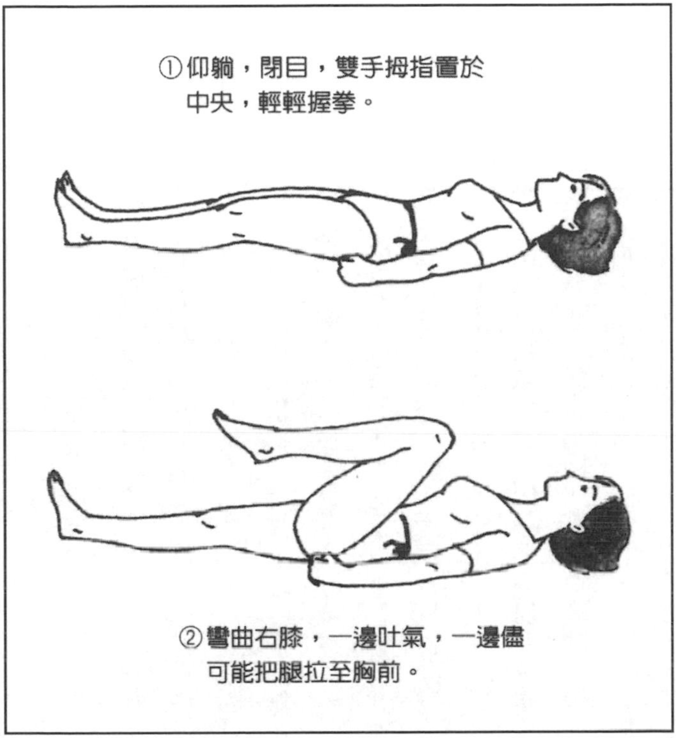
①仰躺，閉目，雙手拇指置於
中央，輕輕握拳。
②彎曲右膝，一邊吐氣，一邊儘
可能把腿拉至胸前。

②彎右膝，邊吐氣邊儘可能把右腿貼近胸前。

這一套方法重複做三次，然後換左膝做三次。最後，雙膝併攏，再做三次。

然後，全身放鬆休息。這麼做就能調整身體左右的平衡，不再歪斜。腰痛的人是因為身體失去左右的平衡，採用這個方法就能夠調整平衡。

9・閃腰

利用「前屈運動」治好閃腰

堪稱像是被「惡魔一擊」的閃腰經常發生。也許，大家會認為這症狀是突然出現的，但是實際上並非如此。症狀的發生和腰痛的情況一樣，是因為長期維持勉強的姿勢。身體形成了奇怪的習慣，而對腰部造成負擔，原因就在於此。

由於這緣故，某一天在抬重物的時候，由於腰部無法忍耐，而導致閃到腰。閃腰所造成的疼痛，足以使一個大男人無法動彈和呼吸。

一旦閃腰的情況非常嚴重時，就必須以外科的方式來處理了。而且，必須經常戴著護腰，才能夠過正常生活。當然，每一天都會覺得非常痛苦。

再探討一下閃腰的對策，實際上並不困難。

①挺直站立，用嘴巴吐氣，上身慢慢地朝前方彎曲。

②彎到不能再彎為止，閉上嘴巴，恢復原來的姿勢。

一再嘗試這麼做，漸漸地上身就能彎曲，雙手也能夠搆到地板了。不須多作說明，各位也可以知道，只要雙手能碰到地板，閃腰的情況就會消失了。

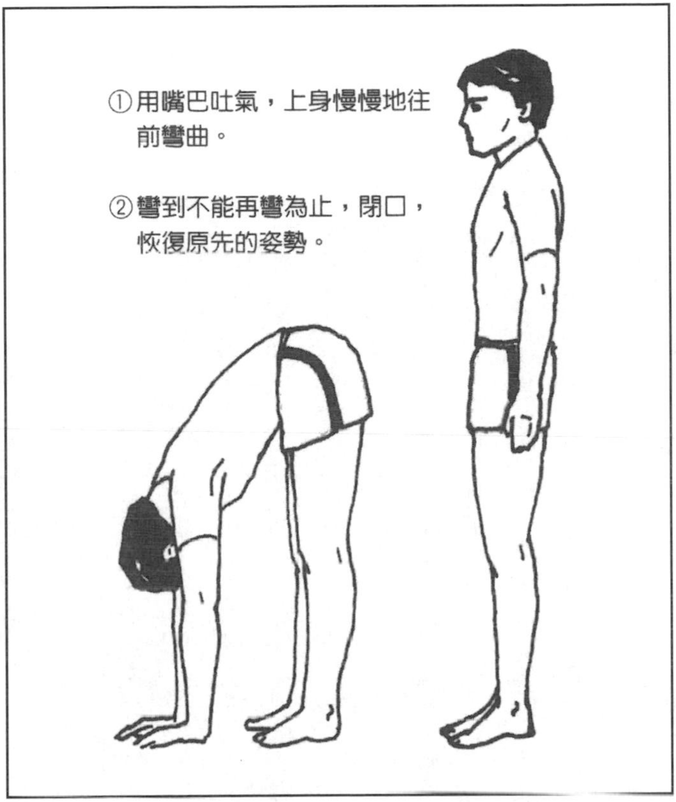
①用嘴巴吐氣，上身慢慢地往前彎曲。
②彎到不能再彎為止，閉口，恢復原先的姿勢。

但是，有的人在學會這方法以後，為了要使雙手及早搆到地板，而極力地把上身往前傾。這不再成為治療的重點，而是一種運動了。

要治療閃腰，不能太過勉強，一定要循序漸進地去做。

10・背部矯正

不知不覺中矯正姿勢的方法

中國在數千年前，醫學就已經非常發達，但是還是嚴格告訴眾人，初學者不可以直接用手治療脊髓，否則會得到慘痛的教訓。

接著，要介紹的是，並不直接用手矯正脊髓的方法。這方法不僅能矯正脊髓或骨盆的歪斜，同時也能使疲勞消失，有益健康，讓姿勢不良的人在不知不覺中，就能擁有好的姿勢。對女性而言，也具翹臀的效果。

①仰躺，輕鬆挺直雙膝。

②用雙手抱住膝下方，口中吐氣，膝朝前拉。這時，兩邊的腳踝朝胸的方向翹起。

③吐氣以後閉口，雙手、雙膝、雙足放鬆。

重複做五、六次，要領在於確實使大腿部貼在胸前，而腳踝也要儘可能往上提。如果竭力要做好，一定會覺得很辛苦，因此在剛開始做的時候，不要勉力而為，也不要急躁。實行這方法，能矯正骨盤和脊椎的歪斜。

還有另一時重能使背骨挺直的方法，可配合前述的方法一起進行。

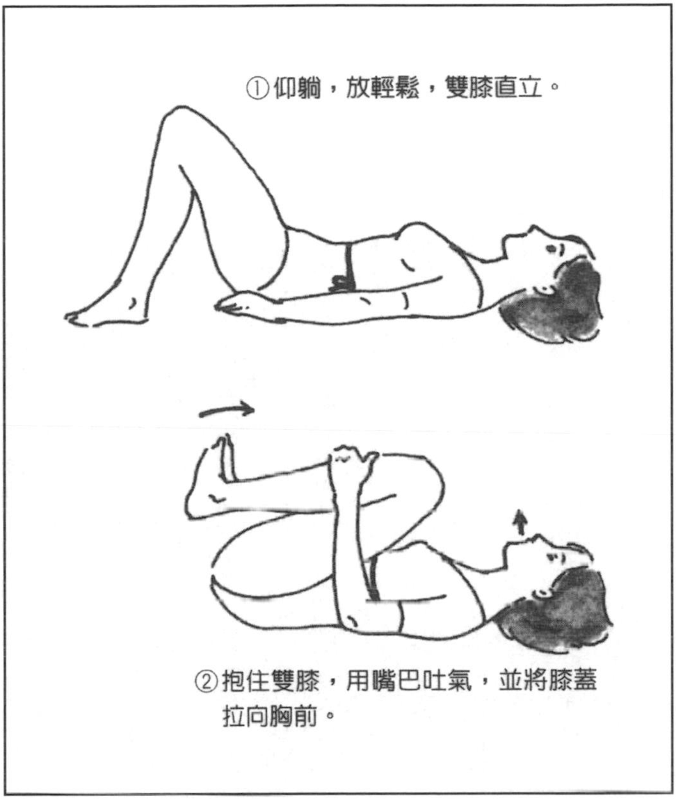
①仰躺，放輕鬆，雙膝直立。
②抱住雙膝，用嘴巴吐氣，並將膝蓋拉向胸前。

①仰躺，吐氣，同時左腳腳踝儘可能朝外側彎。吐氣後閉口，放鬆腳踝。

②右腳也可以相同的要領進行。

以上方法各做三次，早晚進行。

這運動具有伸展從腳底到腰部，延伸到脊髓肌肉的作用，毫不勉強地實行較好。

11・便祕

「腹部揉捏法」使輕鬆如廁

要輕鬆地度過每一天，快便、速便是條件之一。但是，一般的人要持續快便，是很困難的。許多人對於排便這件事，覺得非常痛苦。

所謂「快食快便」，排便是健康的基礎。甚至從排便的情形，就能了解健康的狀態。因此，每天早上能夠很愉快地度過上廁所的時光，神清氣爽，自然就會湧現食慾，氣力充沛。如果排便不良，就會覺得鬱悶，無法產生食慾，頭重，會造成許多煩惱。勉強用力時，也可能導致痔瘡。

便秘是由於腸胃功能不正常所造成的，因為腸胃老化而引起。一旦腸胃的排泄力減弱，沒有排泄的糞便會積存在腸中，成為所謂的「宿便」。宿便所產生的毒素（邪氣），會使人加速老化。

根據統計，約六成的女性患有便秘的毛病，容易罹患慢性便秘症，甚至有的人認為二、三天沒排便是家常便飯。但是，這是錯誤的想法。如果說便秘是老化的元兇，這想法絕非言過其實。

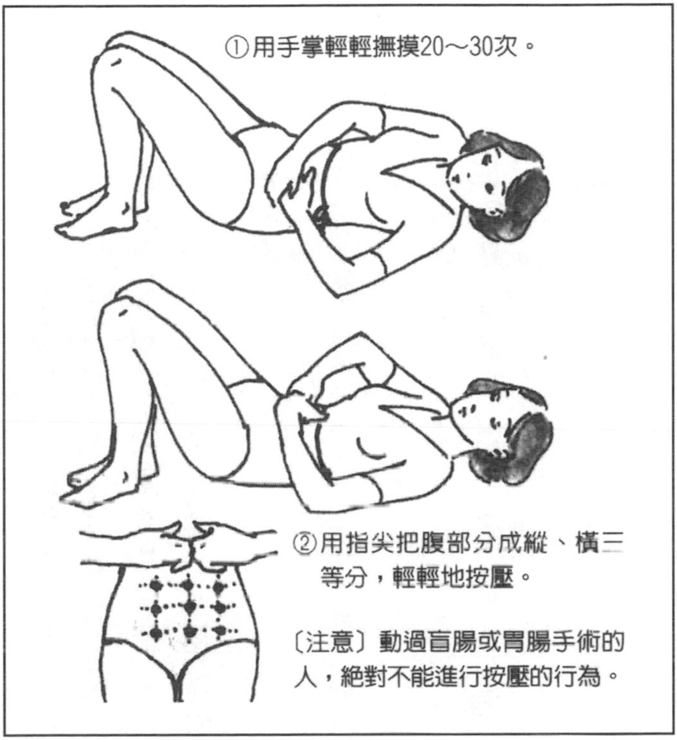
①用手掌輕輕撫摸20～30次。
②用指尖把腹部分成縱、橫三等分，輕輕地按壓。
〔注意〕動過盲腸或胃腸手術的人，絕對不能進行按壓的行為。

舉例而言：年輕時，若二、三天不排便，有便秘的傾向，就會長面皰或疙瘩。這是由於積存在腸的糞便所產生的毒素，想要排出體外，而產生的現象。

毒素就是以面皰等方式出現。如果要擁有真正的健康，而身體處於會長面皰的狀態，當然不可能得到真正的健康。不過，以現代人的情況來看，如果會長面皰，情況還不算不可收拾。

為什麼呢？因為老化的身體較為孱弱，甚至連面皰都長不出來。因此，毒素只會大量積存在體內，這是引起頭痛、肩膀痠痛等許多問題的原因，會使身體更加老化。

「快便」是保持活潑、青春、維持健康的最低條件。每天迅速排便，即使覺得身體有點疲勞，也能夠很快恢復元氣。如果有便秘的傾向，消除疲勞的力量會大大降低。由此看來，便秘也應該儘早治好，而利用按腹刺激腸胃，具有很好的效果。

〈按腹的腸胃刺激〉

利用按腹達到刺激腸胃的效果，使之恢復正常功能。

①仰躺，雙膝直立。這時，鬆開腹部的衣服。

②用手掌輕輕撫摸腹部二十～三十次。

③雙手指尖併攏，直立，將腹部分成縱三等分，橫三等分，由上往下依序按壓。放鬆手指時，靜靜吐氣。

△此外，動過盲腸手術的人，絕對不可以進行按腹。

除了按腹以外，在上廁所的時候，也可以揉捏腹部。當大便順暢排出時，積存在腸內的廢物也能順利排出。每次上廁所時，可做以下的動作：

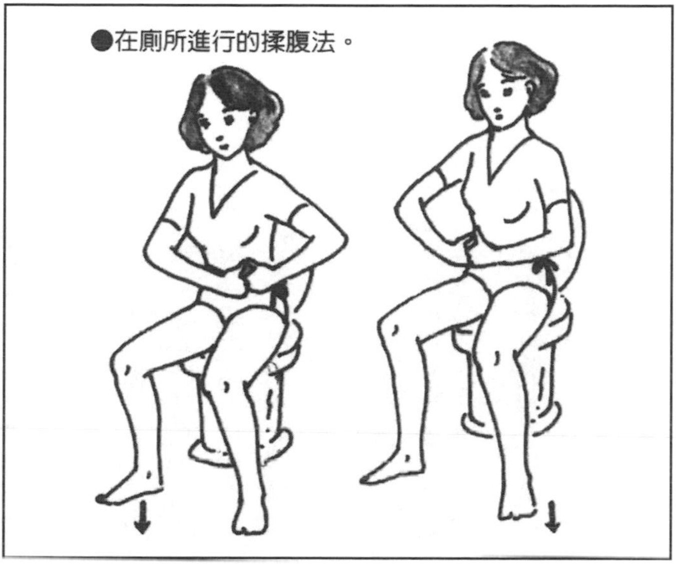

①大、小便排泄以後，將體重置於右足，揉壓左側下腹數次。

②同理，將體重置於左足，一邊按壓右側下腹，而呼吸則如按腹的方式進行，手離開腹部時吐氣，撫摸腹部覺得有硬塊的地方，這就是宿便。應該要多揉捏數次，以便順暢排出糞便。

有人說：「按腹以後，排出黑色帶血的糞便，把我嚇了一跳。」這是長時間積存在腸內的宿便。排出積存的宿便以後，經常因為肩膀痠痛而感到不舒服的人，就會覺得有如判若二人似地，充滿了元氣。據說按腹是「不老長壽的祕法」，也能防止老化。

12・肥胖

去除腹部與肩膀贅肉的兩種方法

也許，是因為飲食不虞匱乏，過胖的人不斷增加。在學校或家庭中，肥胖兒的問題愈演愈烈。雖然過胖只要去除贅肉即可，但是究竟要去除哪一部分的贅肉呢？而且，要如何去除較好呢？這都是問題，我建議各位的方法是，去除腹部與肩膀的贅肉，因此要為各位介紹以下的方法。首先，介紹消除腹部贅肉的方法——

①仰躺。

②雙手交疊於頭下，雙腳併攏，膝蓋直立。

③保持這姿勢，腹部慢慢地朝上方抬。這時，漸漸由口中吐氣，並將腹部上抬，這一點非常重要。

④吐氣以後，漸漸地恢復原先的姿勢。

⑤這方法重複進行三次。

另一個即是去除肩膀贅肉的方法——

①首先正坐。

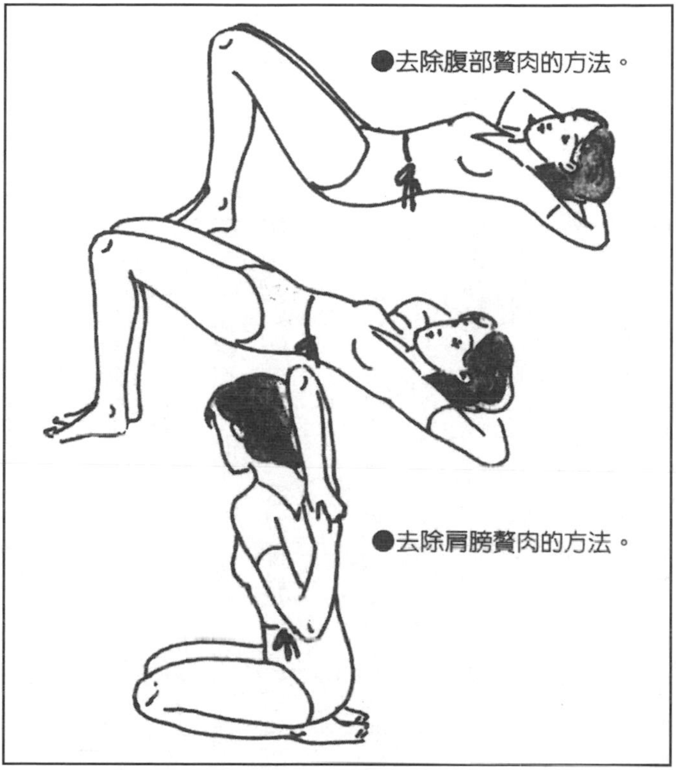

②一隻手臂由上方，另一隻手臂繞到背後，雙手在背部的中央緊緊拉在一起。

③保持這姿勢數三十下，然後恢復原狀。

④手臂互換，做相同的動作。

⑤之後，左右交互進行三次。

以上兩種方法早晚各做一次，持續一個月。

去除腹部贅肉，要邊吐氣邊進行。這呼吸法是導引術的基礎。

13・痔瘡

去除瘀血的「肛門按摩」

一般人最常感到的煩惱之一就是痔瘡，包括痔瘡、痔核、脫肛、痔瘻等。痔瘡的原因，是因為肛門及其周邊的血液循環不暢，形成瘀血，導致邪氣積存而造成的。容易造成瘀血狀態的姿勢，包括長時間坐著、蹲著、發冷，這些姿勢都很容易導致痔瘡的產生。從事長途駕駛或坐辦公桌的人容易罹患痔瘡，這是因為一直保持靜止不動的姿勢所致。

有人說，男性較容易罹患痔瘡，但是實際上並非如此，懷孕、生產、做家事、經常坐著的女性，罹患痔瘡的比例也不少。只不過是因為在難以啟口的部位，而不為人知罷了！女性的問題大多是由於長期放任不管，不予理會，最後便導致臀部下垂，身體曲線崩潰等美容方面的問題，所以絕對不能掉以輕心。

治療重點在於要使肛門周圍的氣血循環順暢，給予去除瘀血的刺激。

①雙腳張開，比肩膀稍寬，雙腳要保持直立。

②用一隻手的小指與無名指指腹抵住臀部裂縫處，小幅度地上下用力振動手，摩擦

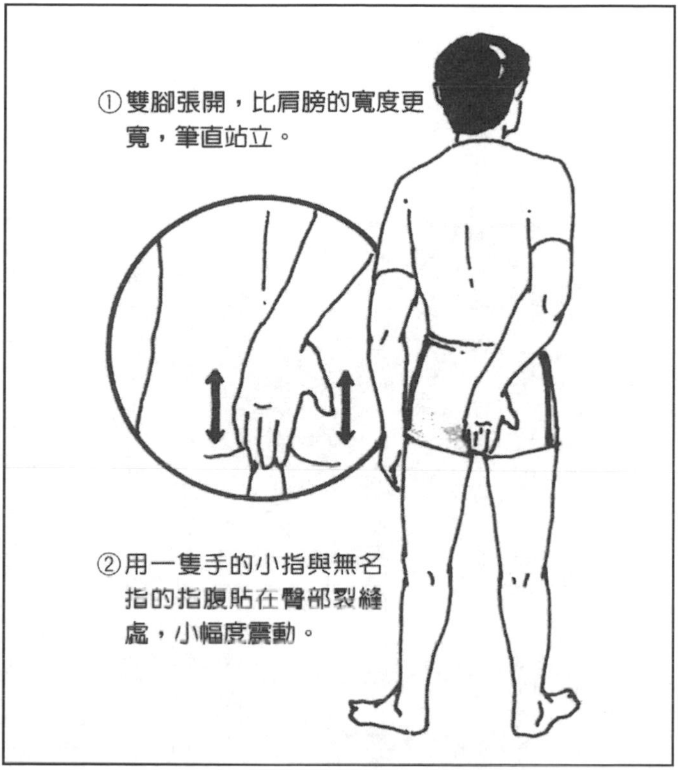
①雙腳張開，比肩膀的寬度更寬，筆直站立。
②用一隻手的小指與無名指的指腹貼在臀部裂縫處，小幅度震動。

一分鐘。有如用電動按摩器一般，抵住進行。

③另一手也相同動作。左右手交互一分鐘進行五次，大約進行十分鐘。一天實行二～三次，排便後，在廁所進行。

如果是輕微的痔瘡，不需要藥物或器具，就能夠使出血立刻停止。即使是數年來一直放任不管的痔瘡，如果是在裂痔、痔核的階段，在五天～一週之內就能產生效果。

14・肩膀酸痛

使倦怠感一掃而空的「肩膀血液循環促進法」

肩膀酸痛的形態各異，但不論是何形態，總之是因為肩膀形成瘀血狀態，邪氣積存所致。在此，為各位介紹肩膀的血液循環促進法，其效果驚人，慢性者於一天內實行二～三次，第三天就能產生明顯的效果。一週內，就能完全治好。

做法如下。這時，一定要閉目進行。

①腳伸直，坐下，左手手掌靠在左腋腹。左手慢慢由內側繞向上方，拇指朝下，手掌朝外側。右手貼在左手背上。重點是右手拇指好像繞至左手小指根部下方，右手其他四指則牢牢支撐左手拇指根部。

②雙手交疊於左腋腹，上身朝前方倒，雙手就可以朝前方伸出。從上身開始往前倒時，吐氣。吐氣結束以後，上身前傾，雙手一直朝前伸出。待氣吐盡以後，邊挺起上身，邊把手恢復至原先的位置。這時，就能自然吸氣。

③接著，左手由外側繞，拇指朝下，手掌朝外側。與①相同的要領，反過來，用右手握住左手。

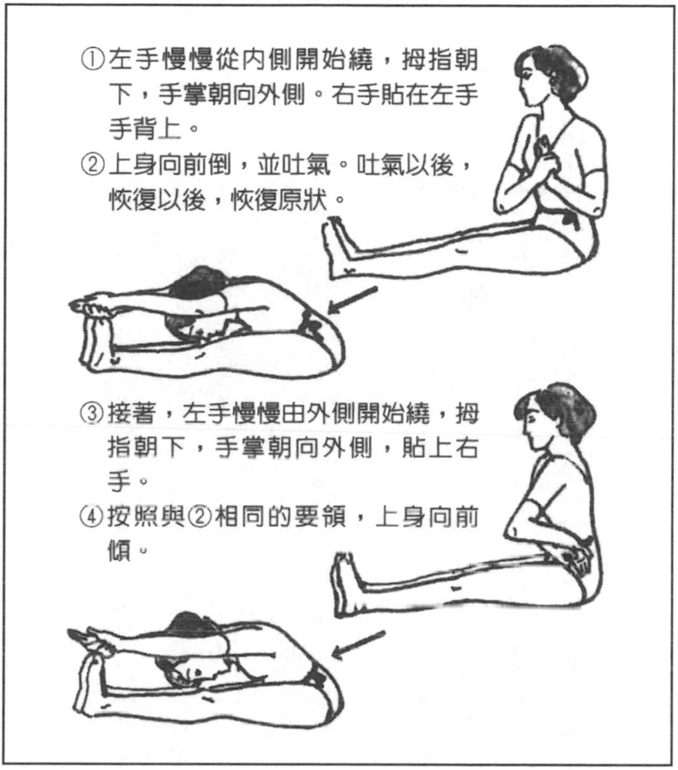
①左手慢慢從內側開始繞，拇指朝下，手掌朝向外側。右手貼在左手手背上。
②上身向前倒，並吐氣。吐氣以後，恢復以後，恢復原狀。
③接著，左手慢慢由外側開始繞，拇指朝下，手掌朝向外側，貼上右手。
④按照與②相同的要領，上身向前傾。

④與②相同要領，雙手儘量朝前方伸出，再恢復原來的位置。

①～②稱為外小葉，③～④稱為內小葉，①～④進行三次，然後左右手相反進行，仍是重複三次。如果只是因為當天太過疲勞，而導致肩膀酸痛，利用這方法就能輕易治好。慢性的肩膀酸痛，一週至十天內能產生效果。

15・氣喘

產生清津（唾液），強化喉嚨的方法

如果有人認為——「說什麼氣的流通，怎麼可能會造成這麼大的影響?!」我想，請你考慮一下氣喘吧！想必氣喘患者都會知道，氣喘不發作則已，一發作就非常嚴重，這是很明顯的事實。嚴重的氣喘患者，如果氣的流通順暢，就不會引起發作的現象。即使是公害氣喘，也不例外，所以這就是氣之所以耐人尋味之處。

可是，礙於現實不能夠因為罹患氣喘，就馬上換個地方進行療養。因此，為各位介紹治療氣喘的方法。

我認為氣喘者大多是由於喉嚨或肺部有毛病。住在川崎或四日市的人，雖然並非全都是氣喘患者，但是喉嚨大多較弱。只要實行以下的方法，喉嚨大多能夠治好。

①用雙手的拇指按壓兩側的耳下、下顎根部附近、下顎前端的舌下。在耳下有耳下腺，下顎根部有顎下腺，下顎前端有舌下腺，都是產生清津的洞穴。各按壓三次，口中就能夠充滿清津。

②少量，慢慢地　下清津。

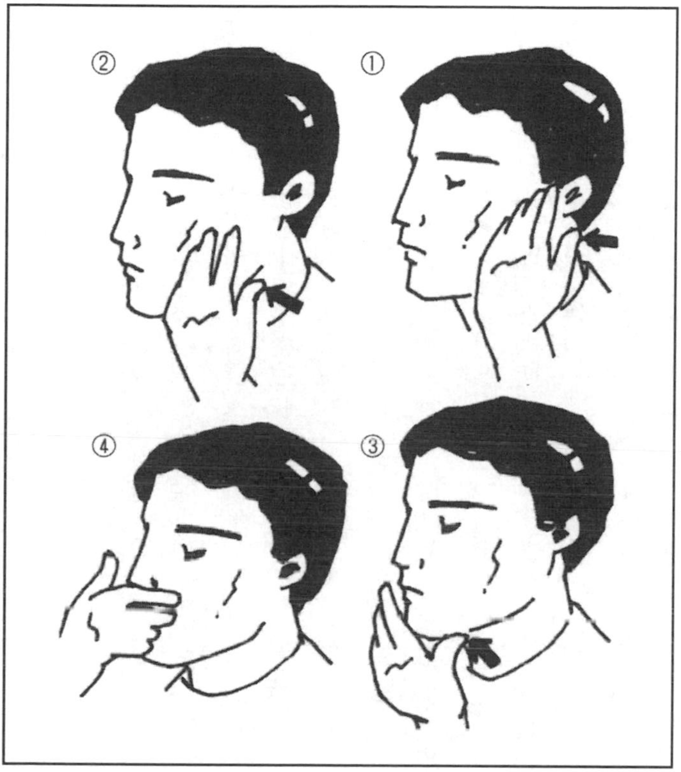

③④此外，用食指用力摩擦鼻下，或是以舌攪拌口中，也能夠產生清津，在通勤時就可以進行。

氣喘的小學生經常坐在教室裡，在桌上以手托腮，這就是在不知不覺中，養成了以拇指按壓耳下的習慣。為了強化肺，也可以直接用手掌摩擦胸部。

16・血氣上沖

常保年輕的「敲打腹部法」

血氣上沖是一般的俗語，但是很多人因此而煩惱。好像喝過酒，臉部的氣血上沖，變得滿臉通紅，情緒焦躁無法平靜。頭上似乎戴著東西，產生不安感與心悸現象，手腳非常冷，耳朵附近發燙，耳鳴、肩膀酸痛、頭痛、頭重，以及容易興奮等症狀都出現。更年期的女性也會出現這些症狀。到了更年期，生理停止，男性荷爾蒙與女性荷爾蒙的平衡失調。身體會出現異常現象，而血氣上衝則是最常見的症狀。

一旦血氣上沖的症狀慢性化，就會出現失眠、頭昏眼花、便秘，以及手腳寒冷、腹痛、腰痛、下肢疼痛的症狀。神經過敏的人甚至會歇斯底里，一點小事也容易興奮、疲倦，或罹患便秘症。而且，頭皮屑較多，經常容易掉髮。

治療血氣上沖的方法與防止老化的方法相同，只要持續防止老化，就能常保青春。

①端座（腳不須交疊），呼吸一次。

②邊由鼻子吸氣，邊雙手交叉，壓住左右的膝蓋頭。

③停止呼吸，手離開膝蓋頭，雙手交疊。

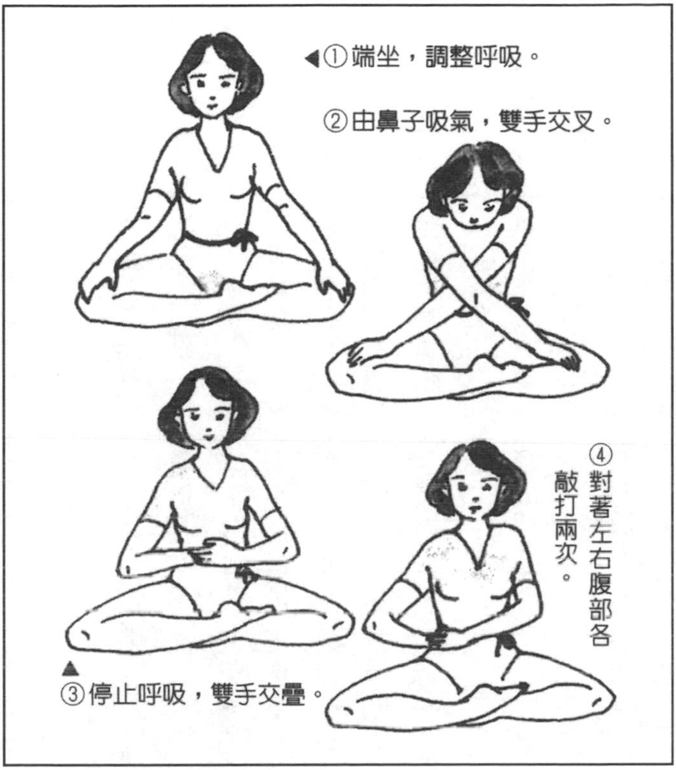
◀①端坐，調整呼吸。
②由鼻子吸氣，雙手交叉。
④對著左右腹部各敲打兩次。
▲③停止呼吸，雙手交疊。

④交疊的雙手手掌輕輕敲打腹部左右各二次，用嘴巴吐氣。

這一組動作重複三～七次。

停止呼吸而感到痛苦時，由口中吐出氣息。因人而異，氣的長短會不同，如果無法做到三或五次，也不必勉強。但是，腹部一定要左右各敲打二次。

17・自律神經失調症

揉捏「頸背」以消除鬱悶的心情

自律神經失調症大多具有以下的症狀：「失眠」、「缺乏食慾」、「心悸」、「疲勞」、「呼吸困難」。而且，很難掌握其本質。

被視為是原因不明的疾病，而名之為自律神經失調症。原本要設法治好的疾病，一旦決定了病名，就認為無法治療，而不打算擺脫這種狀態。

自律神經失調症患者有一共通點，即身體孱弱。因此，會把一些芝麻小事看得很嚴重，而產生抑鬱寡歡的心理。對身體而言，當然會造成不良的影響。

自律神經失調症者可實行２２３頁所述的頭頂按摩法。這方法非常有效，能使鬱悶的心情一掃而空，情緒變得開朗。而且，可以一邊看電視一邊進行。

接著，就可以做以下的後脖頸揉散法。

①雙腳伸直坐下，輕輕閉上眼睛。

②脖子自然向前傾，雙手繞到頭的後方，右手疊在左手上。

③好像握住後脖頸一般，由下往上揉，分下、中、上三個部分來揉。進行三次，揉

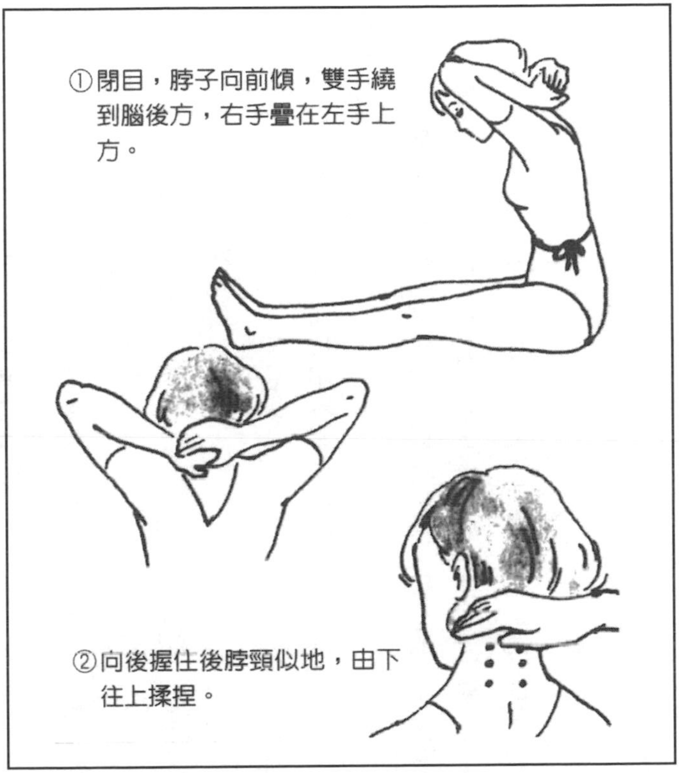
①閉目，脖子向前傾，雙手繞到腦後方，右手疊在左手上方。
②向後握住後脖頸似地，由下往上揉捏。

的時候，自然吐氣。

這麼一來，就能使頭部血液循環順暢，擁有思路清明的頭腦。

此外，利用這方法，能使頭部的血液循環順暢，可喜的副作用是，對於白髮和掉髮也能產生效果。

〔體型健康檢查❷〕身高較高的人

比他人高，橫幅較細，手腳較長的人，內臟也是屬於細長型。換言之，包括內臟的排列在內，是朝直的方向發展。

因此，情緒較為弛緩，而且思想較為偏激狹隘，做事欠缺考慮。情緒不穩定，喜怒無常。

當然，一旦喝了酒，更會助長這種性格。容易喝醉，沈溺於性愛中。

不過，內臟強壯，所以不容易罹患疾病。但是，一旦罹患疾病，會比他人更為嚴重痛苦。

這類體型的女性情感細膩，好性行為，生理順調，擁有子女，不容易罹患疾病。

這體型的人富有活動力，無法靜止不動為其特徵，可能是因為肝臟和腹部較強之故。而且，由於長得高，在無意識中，喜歡把東西置於高處，也是這一型人有趣的另一種特徵。

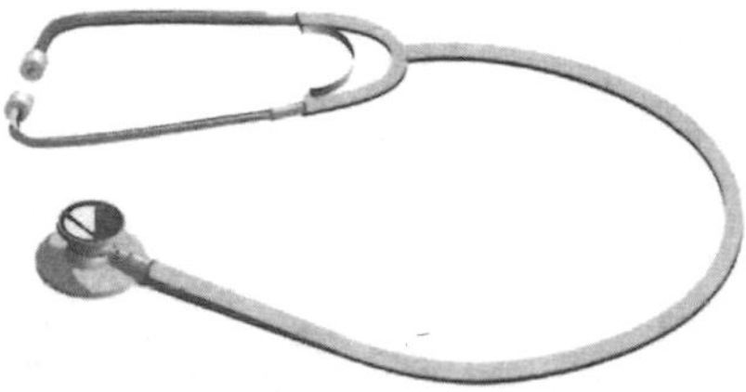

第二章

創造身體的「活力」

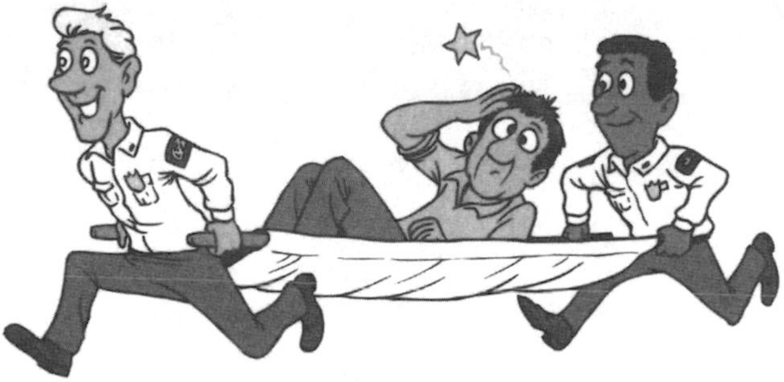

有健康的身體，就能過快樂的人生！

——保持身體自然的方法

你認為自己的人生能充分享受快樂嗎？可惜大多數人都認為——「並不是如此」。縱使多麼渴望自由地活著，但是在現實生活中，還是會遇到阻礙。共通的煩惱在於「健康方面」的問題。

看到一些美味可口的食物，但是卻因為胃部不適而吃不下。而且，由於容易疲勞，想做的事往往因而半途而廢。身體的煩惱會破壞人生的樂趣，這一類例子非常多。

相信你已經了解到，身心得到健康，人生才能得到快樂。

但是，現代人身體的失調，有許多是醫生或藥物無法治好的疾病。當然，這不是嚴重到必須住院，或危及生命的疾病，但是會產生不快感，而必須忍受不快感持續生活。

氣的健康術即保持身體自然狀態的方法。

那麼，何謂自然狀態呢？那就是使身體各器官發揮正常功能的狀態。

但是，疲勞感揮之不去，不易入睡。早起時，覺得頭腦不清晰，都不是身體的自然狀態。這是由於失調的部分或造成失調原因的部分有氣停滯，而導致這些症狀。

原本人類的身體是氣不會停滯，能順暢流通的身體。氣停滯的原因，是因為在該動的時候不動，在不該動的時候勉強動的緣故。

氣健康術的目的在於使氣能夠順暢地流通，不會停滯。只要能消除氣的停滯，就能擁有健康的身體。而且，保持自然的狀態，就不容易受到細菌或病毒的感染，而產生疾病。即使遇到流行性感冒，有的人會發病，有的人卻不會發病，原因就在於本人是否具有活力。

只要氣的流通順暢，在自然狀態下，不會動輒疲勞。而且，可能終年不會感冒。

活力之源就在於使自己體內的氣流通順暢。

1・享受美味早餐

使內臟恢復正常的「萬歲體操」

野生動物只有在肚子餓的時候，才會吃必要量的食物，而不像人類一樣，認為「好像還能再吃」，因此又繼續的吃。不勉強吃東西，就不會使內臟下垂，即在不想吃的時候勉強進食，反而會有害健康。想吃的時候就吃，不想吃的時候就不吃，很自然地肚子餓了以後，就會想要吃東西，這才是最自然的方法。

經常有人在早餐時缺乏食慾，飯菜吃起來不美味，就是因為在前一天晚上吃得太多了。在胃中停留的食物尚未消化完，仍殘留在胃中，才會形成這種狀態。

在此，為各位介紹有助於享受美味早餐的體操。雙手高舉，使內臟恢復正常位置。

①盤腿而坐，雙手朝左右大大張開，一邊劃半圓，一邊高舉至頭上。

②手掌朝上，手指交叉，雙臂用力，將氣集中於肚臍附近。過了二、三分鐘以後，覺得手臂沉重，將手放下。可以一邊休息一邊做，進行五次。

做這體操一週以後，就會想吐。也許，只是想吐但卻吐不出來的狀態，但是不必擔心。出現想吐的現象時，就表示下垂的胃正在朝正常的位置移動，也就是朝上方移動的

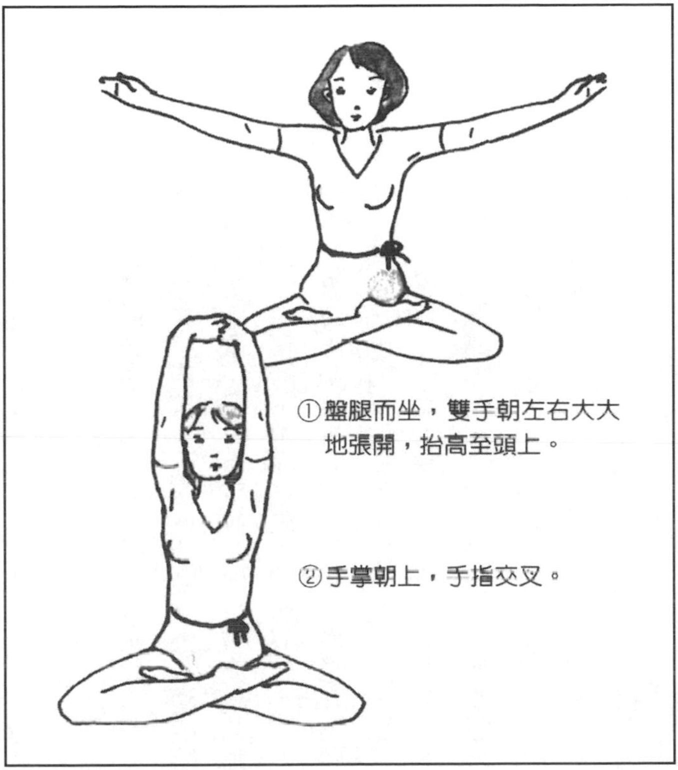
①盤腿而坐，雙手朝左右大大地張開，抬高至頭上。
②手掌朝上，手指交叉。

證明。一定要持續下去，如果覺得很痛苦，可以休息到想吐的感覺減輕以後，再繼續做比較好。

重症時，併用揉腳的方法，也非常有效。一天揉腳三十分鐘至一小時（不必一直持續下去），能夠提高包括腸胃在內的內臟活力。

2・醒來時的倦怠

醒來時使思路清明的「豎腳趾法」

從早到晚時間表排得滿滿地，要使一天過得充實，一定要精神抖擻地清醒過來。早上起床時，覺得非常痛苦，頭腦不清晰，因為清醒時，思路不清而感到痛苦的人增加了，其原因就在於睡眠不足。有時候，雖然有充足的睡眠，但是身體非常倦怠，仍然覺得不清醒，那是因為疲勞仍積存在體內的緣故。

在這種狀況下，就會睡到沒有時間吃早餐，而飛奔出門。這麼一來，自然會陷於惡性循環。要防止這種情況，白天的疲勞一定要在當天去除，但是由於每一天的生活都很忙碌，所以有時無法辦到。在此，為各位介紹在早上醒來以後，立刻可以做的運動。

做法是躺在床上，掀開被子，露出雙腳腳踝，只要豎起腳趾就可以。即使還殘留睡意，頭腦不清醒也不要緊。只要不覺得冷，把被子完全掀開較有效。方法如下——

①仰躺，放鬆身體。

②男性用力地把右腳趾，女性則把左腳趾豎起。接著，相反的腳趾也以相同的方式進行。

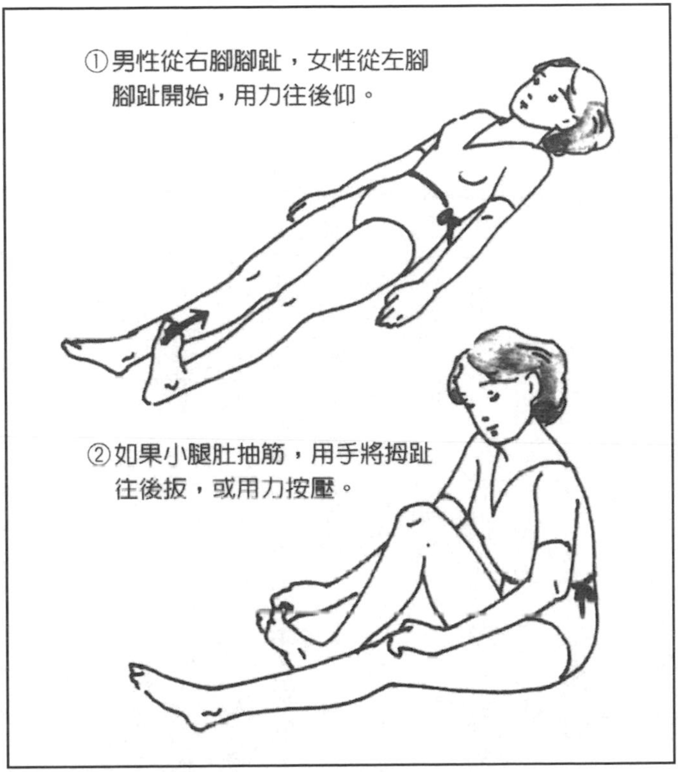
①男性從右腳腳趾，女性從左腳腳趾開始，用力往後仰。
②如果小腿肚抽筋，用手將拇趾往後扳，或用力按壓。

③重複三次。這時，如果小腿肚抽筋（小腿肚的肌肉出現痙攣現象）時，可用手將腳拇趾用力往上扳，或是用力往下壓。

必須注意的是，由於男女生理有別，因此剛開始的腳的順序是不同的。

這麼就能夠擴張血管，使氣血循環順暢，頭腦清醒。而且，也能防止腳的老化。

3・睡眠不足

夜貓子一早就能發揮實力的「自我覺醒法」

人類應該是夜晚休息，白天工作的。但是，社會上有許多的夜貓子，就好像是夜行性動物一樣，在夜晚時充滿活力，甚至可以整晚都不睡，在那兒活動。到了早上，就全身無力，雖然還醒著，可是卻覺得非常疲倦，全身倦怠，缺乏幹勁。不只是體質，甚至是在工作的性質上，也有很多必須熬夜、加班或上夜班的人。如果這些人不採用各種方法來消除身體的疲勞，只會使身體更為惡化。

在上午工作或學習時，睡意侵襲而來。這時，如果能小睡一下，真是太好了。身體倦怠、疲倦、想睡覺，就是睡眠不足的表現。

換言之，在剛睡醒時，或開始工作時，無法保持頭腦的清醒。這時，可以用冷水洗臉，洗一洗眼睛和鼻子。如果沒有地方或時間來洗眼、鼻，也可以嘗試以下所介紹的方法，就能夠消除疲勞。即使睡意來襲時，也會產生很好的效果。

做法如下：

①盤腿而坐，輕輕握住手，呼吸一次。這時，拇指置於手中央，握拳。

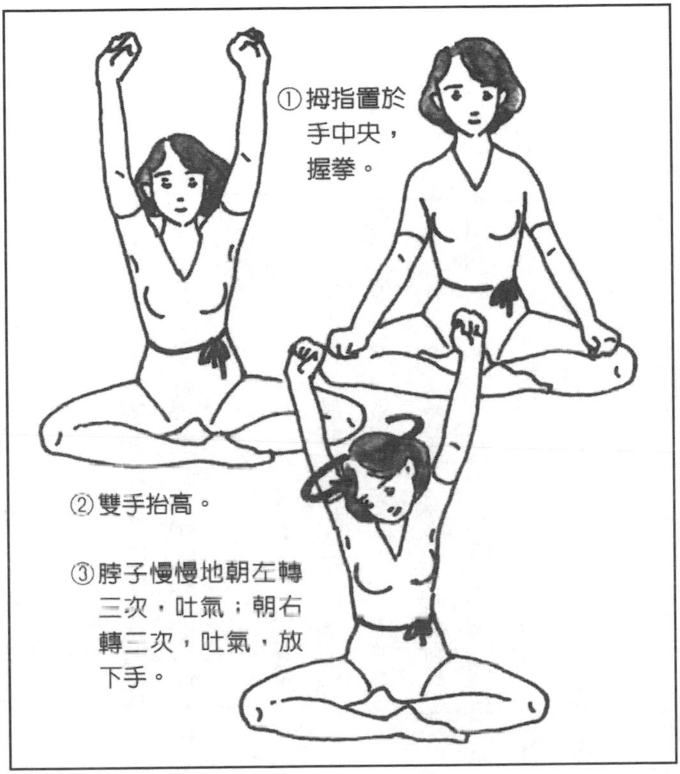
①拇指置於手中央，握拳。
②雙手抬高。
③脖子慢慢地朝左轉三次，吐氣；朝右轉三次，吐氣，放下手。

②用鼻子吸氣，同時雙手高舉向上。

③停止呼吸，脖子慢慢地朝左邊大大地繞三次，用嘴巴吐氣。再次由鼻子吸氣，然後脖子朝右邊繞三次，一邊吐氣，一邊放下雙手。

但是，即使利用這方法消除了疲勞，也絕對不可以因此而減少睡眠時間。

4・創造基礎體力

使氣流通的「酒浴健康法」

日本人很喜歡泡澡，因此被視為是喜歡清潔的國民。但是，日本人喜歡泡澡，不只是衛生上的問題，而是因為泡澡能使身體溫熱，而使心情舒暢，因此許多人能享受到箇中的樂趣。

實際上，舒暢的心情與人類的健康有密切的關係。心情舒暢是因為在泡澡時，能使氣流通的緣故。透過氣的流通順暢，就能夠治好疾病。

但是，還有比泡澡更具有效果的方法，即酒浴。

酒浴即在洗澡水中，倒入清酒，然後在摻有酒的水中泡澡。酒浴能產生良好的效果，就是因為利用酒的「氣」，能給予身體理想的刺激，使人體的氣血流通順暢所致。

喝酒以後，身體溫熱，大部分的人臉部會發紅。這就是氣血流通順暢的緣故。因此，適度飲酒能溫熱身體，去除精神的緊張，使人放鬆。所謂酒為百藥之長，就是因為酒對人體能產生良好的效果的緣故。

但是，就某方面而言，酒對人類的身體是毒，是強烈的刺激物。任何人在剛喝酒的

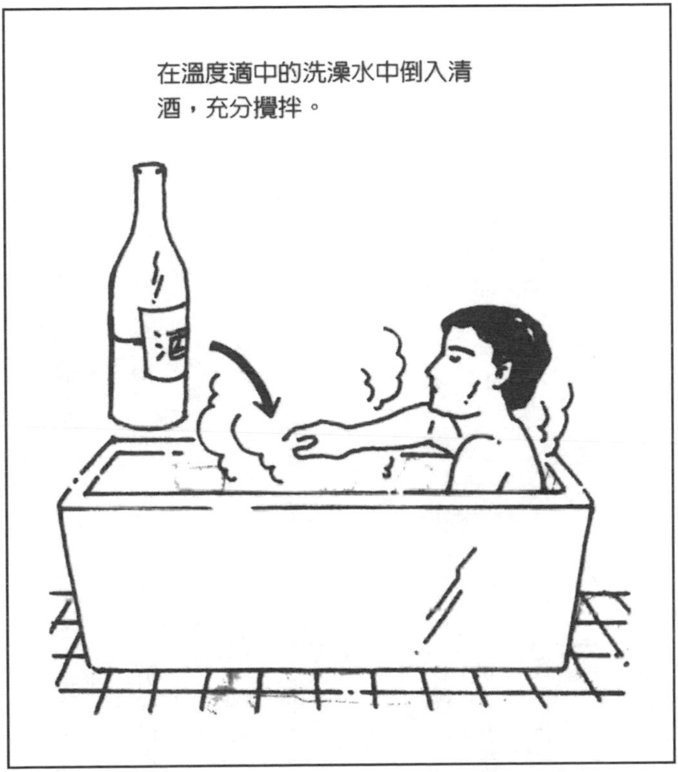

時候，會覺得想吐，似乎喪失了意識一般，會產生這些強烈的反應。

可是，多喝幾次，就能夠體會到酒所帶來的醺醺然，舒暢的感覺。因此，忘了酒是強烈的刺激物。雖然酒能夠使氣血流通順暢，可是若飲用過量，會對腸胃、肝臟等造成過度的負擔。喝酒的時候，雖然充滿活力，但是喝完酒以後，疲勞會殘留，如宿醉即是。

因此，喝酒會對身體的狀態或量的不同，而造成某些副作用。

〈利用酒浴去除毛細孔的污垢〉

酒浴無須擔心這些副作用，而只是以理想的形態來利用酒，能使氣血順暢流通的效能而已！

在此，為各位說明酒浴的方法。水的溫度與量和平常相同，不必特別予以改變。放入冷熱水，調成自己喜歡的溫度以後，進入水中泡以前，先把日本清酒放入500 cc。充分攪拌以後，再進行泡澡即可。

接著，與平常的步驟相同。身體溫熱以後，再離開浴缸，清洗身體。然後，再進入浴缸內泡澡，使身體溫熱。溫熱以後，再起來清洗身體即可。

用乾毛巾擦拭頭髮和身上毛髮的部分，這一點非常重要。洗完澡以後會感冒，是因為頭髮與身上毛髮潮濕，一旦寒冷以後，寒氣侵入體內所致。

此外，雖然洗澡水的溫度可隨自己的喜好來調節，但是過於高溫會有害健康，這一點一定要了解。

實際上，在42°C以下是最理想的。不僅在採取酒浴時如此，如果進入高溫的熱水中，會使循環器官系統產生毛病，縮短壽命。同時，酒浴會使身體充分溫暖。因此，平常就喜歡泡熱水澡的人，只要用平常的溫度，就能夠溫熱身體了。

此外，酒浴時，洗澡水的洗淨力非常強，所以洗完澡以後，洗澡水非常髒。連毛細孔深處的污垢都會溶解至洗澡水中，因此水會成為發黑的乳白色。大家一起泡澡的時候，還不明顯，但是泡完澡以後，過了數個小時，洗澡水就會呈發黑的乳白色。第一次採用酒浴法的人，尤其會因可怕的混濁度而嚇一跳。

如果混濁度過於嚴重，使用一天就必須要捨棄洗澡水。若每天都採用酒浴法，骯髒的程度不再這麼嚴重時，第二天再加入200cc的清酒來使用。但是，這一缸洗澡水仍以二天為限，不可以一直留下。

此外，出差時，可以使用市面所售粉末狀的清酒浴劑，極為方便。

5・恢復健康

增強因病而體弱的「乾蘿蔔葉浴」

酒浴的效果在前文中已經說過了。但是，還是會有一些不適合採用酒浴的情形，即：皮膚病、風濕、小兒氣喘、糖尿病、高血壓等。罹患這些疾病時，因為身體較為孱弱，若進行酒浴將會造成過強的刺激。

那麼，這時該怎麼辦才好呢？我建議各位實行「乾蘿蔔葉浴」。也許，大多數人並不知道何謂「乾蘿蔔葉浴」，即把蘿蔔葉陰乾以後，做成乾蘿蔔葉，用來泡澡。

乾蘿蔔葉浴比酒浴更能溫暖身體，使氣血的流通順暢。對於體力減退的人而言，也不會產生強烈的刺激，可以長時間泡澡。具有穩定的作用，能夠緩慢而確實有效地恢復健康。

乾蘿蔔葉浴能治療的慢性病很多，效果最佳的就是皮膚病。要治療皮膚病，不要在泡沫澡時做按摩或體操，只要泡乾蘿蔔葉就可以了。

不過，重症者一天最好泡四、五次。一定要持續下去，過了兩個星期以後，就可以採用一天一次的泡澡方式了。

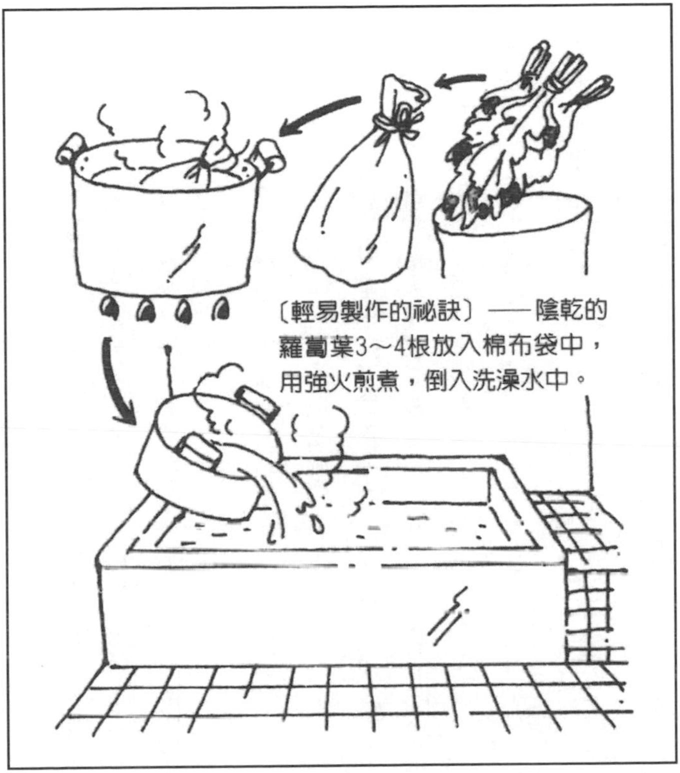
〔輕易製作的祕訣〕——陰乾的
蘿蔔葉3～4根放入棉布袋中，
用強火煎煮，倒入洗澡水中。

在此，教導各位採用乾蘿蔔葉浴的方法。

①生蘿蔔葉陰乾一週左右。

②每一次把三～四根蘿蔔葉放入棉布袋中，然後將袋子放入鍋中煮沸。水煮沸以後，再把袋子放入水中，就沒有效了。因此，重點在於要採用煎煮的方式，與冷水一起加熱。

〈體內的邪氣與汗一起排出〉

開始實行乾蘿蔔葉浴時，最初的四、五天，每天都要更換蘿蔔葉。一袋乾蘿蔔葉可供四～五位大人洗澡。最初的四、五天，和酒浴的情形一樣，很多污垢會溶解至洗滌水中。因此，洗澡水會因為溶解的污垢而呈暗黑色，你可能無法想像自己的身體竟然這麼髒！

當然，這不是普通的污垢，積存在體內的邪氣和汗，一起從毛細孔排泄出來。持續浸泡四、五天以後，水就不會這麼混濁了。這麼一來，一袋就可以使用二天。

最近，許多家庭都捨棄蘿蔔葉不吃，在蔬果店或超級市場，也是捨棄了蘿蔔葉再出售。最好麻煩這些蔬果商收集蘿蔔葉，放在陽台或庭院陰乾，或是掛在陰涼的地方風乾亦可，一定要避免陽光直接照射。

陰乾的祕訣即置於沒有濕氣、通風良好的地方。

〈夏天採用艾草浴〉

為什麼乾蘿蔔葉浴會有效呢？因為和酒浴一樣，蘿蔔葉浸泡在水中，就能補充人體所喪失的氣。

但是，蘿蔔葉氣最旺盛的期間，是在十月至六月之間。七月到九月的三個月內，蘿蔔葉的氣衰退，因此乾蘿蔔葉浴的效果較差。

因此，十月到六月為止，如果能先製造許多乾蘿蔔葉，就沒有問題了。如果覺得很麻煩，要保存三個月分的蘿蔔葉，真是大費周章。這時，可以利用艾草取代蘿蔔葉。艾草是生長在原野中的植物。葉內有白色軟毛叢生，具有香味。嫩葉是草餅的材料，而葉內的毛也經常當成艾草灸來利用。自古以來，就是非常有用的植物。

把葉子放在洗澡水中泡澡，對於疾病的治療效果非常大。如果附近就有原野，可以自行採摘來使用。反之，可以到中藥店去購買。

艾草葉不論是直接使用，或陰乾後再使用，其效果相同。持續使用，可以享受香氣之樂。使用量為一把，大約三十公克就足夠了。

放入棉布袋中，置於水中煮滾。最初的四、五天，每天都要更換。然後，一袋可以使用二天，和乾蘿蔔葉的情形完全相同。因季節的不同，可以二者分別使用。

6・通勤倦怠

用小指吊住吊環的健康增進法

根據調查，上班族平均的通勤時間，一趟為一小時三分鐘左右。通勤時間很長，而且坐在擁擠的車上往返，非常消耗體力。通勤會消耗許多能量，與慢跑相比，運動的效果卻很低。那是因為在相同的時間內，氧的消耗量較少之故。為了使通勤達到高消耗量的目的，這時必須有效地利用一些祕訣，即：站在車上，用小指頭鉤住吊環。

在車上，用小指頭吊住吊環，能夠增加小指的握力，促進健康。

接著，為各位介紹減輕通勤疲勞的方法，就是在擁擠的車上，不覺疲勞的站立法。

在擁擠的車上，如果與他人的動作相反，一個人獨自抵抗他人的力量。對健康而言，當然不會有好的影響。換言之，在擁擠的車上，好像沒有骨骼的水母一樣，不做任何抵抗，隨著車輛搖晃，以及人的活動隨波逐流，這才是不會感到疲倦的祕訣。

許多人想比別人早下車，而擠在車門附近。但是，在擁擠的時候，站在車輛的中央，較輕鬆。成為四方壓力的中心，反而能夠輕鬆度過。

通勤時另一不會感到疲倦的注意事項如下：

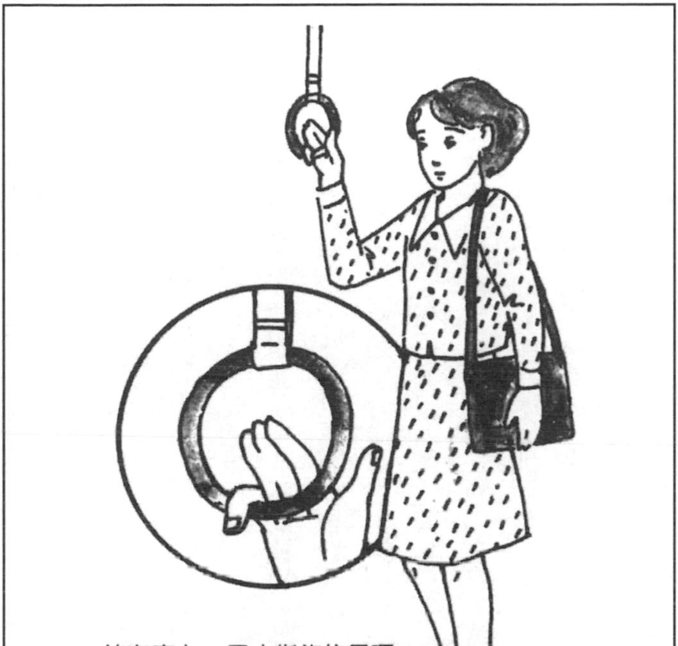

站在車上，用小指鉤住吊環。

長途坐車的人，座位一定要坐得深一些。不論車輛多麼舒適，也還是會振動。無視於這一點，而坐得太淺時，體動會置於背部，看似輕鬆，卻由於車的搖晃，會對脊椎造成很大的負擔，因此必須注意。

7・走路倦怠

要保持腳的清潔

即使早上充滿元氣地上班，但是到了下午時分腳浮腫，在回家時，甚至覺得爬樓梯都很痛苦，不自覺地腳會交疊起來，相信這是大家都曾有過的經驗。

即使穿著合腳的鞋子，但是因為路走得太多，對腳自然會造成過於勉強的壓力。為了防止腳發生問題，平常的護理是不可或缺的。腳的護理，首先要保持腳的清潔。入浴時，為了促進血液循環，膝蓋以下要仔細地清洗。容易積存污垢的指縫間，或皮膚容易角質化的腳後跟，都是重點。為避免指甲傷害趾尖，要勤於修剪腳趾甲。腳後跟的皮膚變硬時，用手指揉搓，在酒浴中進行，較具效果。

為了避免疲勞殘留至第二天，一定要實行為各位所介紹的消除腳部疲勞的體操。要讓終日包裹在鞋子中的腳隨心所欲地活動，刺激穴道，消除疲勞。

①每一根腳趾頭都要朝前後伸直，各重複二十次。②握住整個腳趾，前後屈伸二十次，然後輕輕旋轉，十次後再倒回來旋轉。③用拇指的指腹用力指壓腳底中央。④雙手拇指與食指夾住腳趾頭，每一隻腳趾輪流指壓。⑤非常疲倦時，用手輕輕敲打腳底。接

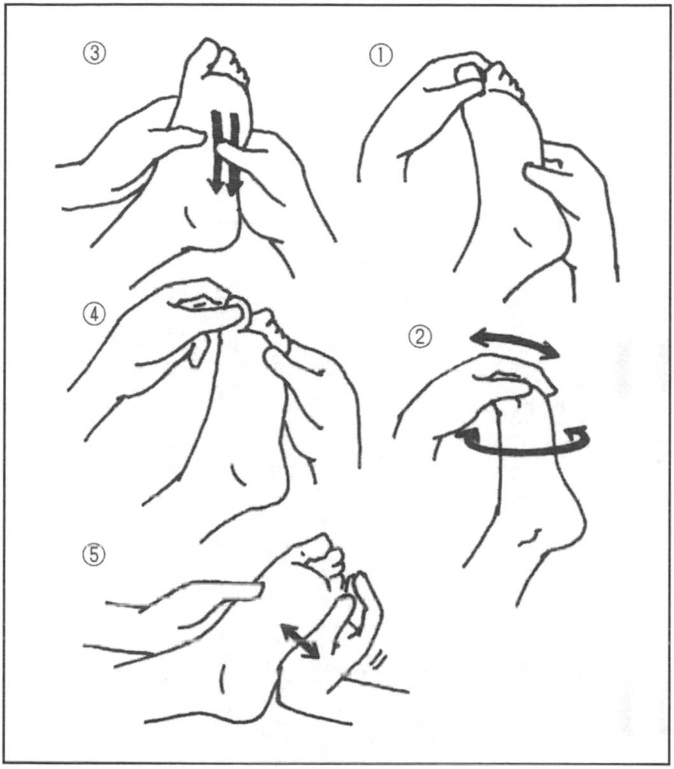

著輕輕握住小腿肚最粗的部分指壓，做十次。再來用手掌按摩腳拇趾側面二十次。

其餘四趾的側面，也以相同的方式進行。

這體操在洗完澡後或睡前進行較好。此外，走路過久，腳倦怠時，為了去除走路的疲勞，這也具有非常好的效果。

8・文書工作疲勞

敲打太陽穴使頭腦清醒！

有的人一大早就覺得頭腦茫然，這是因為氧氣無法充分送至大腦的緣故。在這狀態下，工作無法順利進行。睡眠不足的時候，通常會出現這種情形。

以前的人也會因這症狀而感到煩惱。老年人在頭痛的時候，會把絆創膏剪成小塊，貼在太陽穴。頭腦茫然、頭重、頭痛的時候，大多是因為氧氣不足之故，太陽穴會有瘀血積存。因此，給予貼絆創膏等的刺激，能夠去除瘀血，使頭腦清晰。

基於相同的理由，長時間坐在辦公桌而感到頭腦疲倦時，有的人會揉一揉太陽穴，有的人會轉一轉脖子。在無意識中做的動作，卻具有排除瘀血的作用。換言之，自己能實踐治療瘀血的方法。

中國的傳統醫學認為，長時間坐著、站著、躺著，或是說話，一直維持相同的姿勢，是不對的。因為長時間保持相同的姿勢，體內的氣會停滯，全身關節的活動變得遲鈍。因此，在身體的各處，容易形成瘀血。

由於如此，必須積極去除全身的瘀血。在此，教導各位因為長時間辦公桌工作而疲

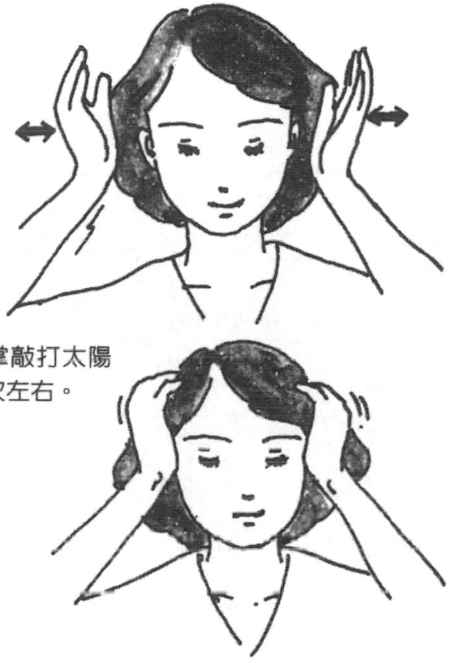

用手掌敲打太陽穴30次左右。

憊的頭腦，變得清晰的方法。

手掌對著兩邊的太陽穴，有節奏地輕輕敲打三十次。敲打的強度不必太強，只要覺得舒服即可，就能給予茫然的頭腦刺激。同時，也是度過充實的一日的好方法

9・腱鞘炎

強化手腕的柔軟性

我認識的某出版社的編輯女士，因為書寫太多的文稿，而得了腱鞘炎。甚至連鍋都拿不動，為家庭生活帶來諸多不便。

腱鞘炎大多是處理文書相關職務，或是有如打字員這一類人經常出現的疾病。最近，也有因為打網球或高爾夫球，而手腕疼痛的例子。

原因是在於手腕使用過度，活動手腕的韌帶發生發炎症狀所致。因此，要恢復韌帶的彈性，增強手腕的柔軟性才行，否則無法做根本的復原。

因此，教導各位兩種方法，第一種方法如下：

①雙臂朝前伸直，手掌朝下，指尖也伸直。②慢慢吐氣，同時手掌由指尖開始向後翻。③一邊慢慢吸氣，一邊用力地握住指頭，握拳，手肘伸直。④張開握住的拳頭，指尖與手腕筆直地朝前伸直。重複做六、七次，不要勉強，要輕輕地實行。

然後，再採用第二種方法。

①手掌朝下，右手朝前伸直。用左手從下方握住右手的手腕。②一邊吐氣，一邊由

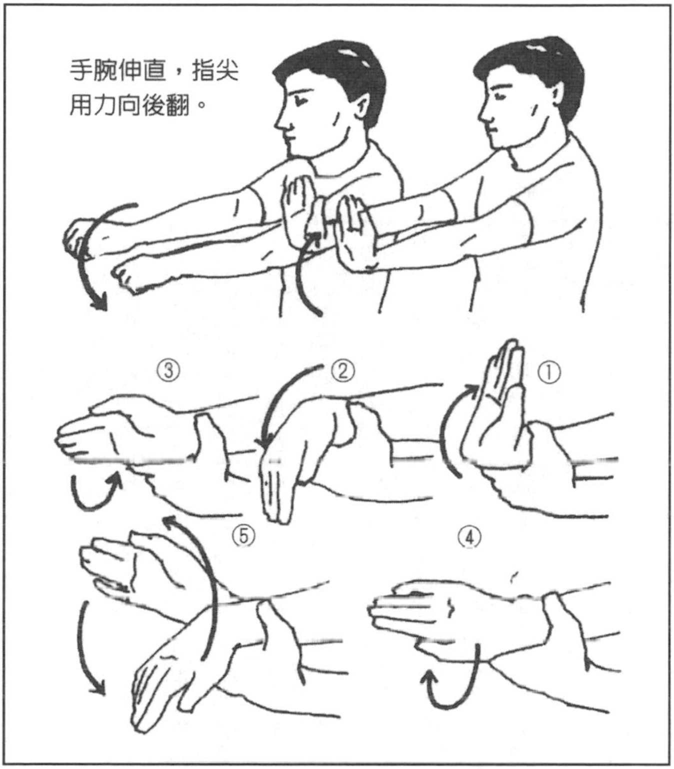

指尖開始，手掌朝上翻轉。③吸氣。④一邊吐氣，一邊把手掌翻成水準姿勢，由指尖開始，手掌朝下彎曲，儘量地朝左右扭轉。⑤吸氣，一邊慢慢地吐氣，一邊轉動手腕的關節肌肉。

用這方法訓練時，能恢復手腕的彈性與旋轉力，不會因為許多的文書工作或電腦業務等，而使肌肉損傷。

10・宿醉

三十分鐘使頭腦清醒的「梅肉貼太陽穴」

俗諺謂：「一杯酒是人喝酒，二杯酒是酒喝酒，三杯酒是酒喝人。」

因人而異，具有不同的適量差。不過，喝一杯酒，會讓人產生醺醺然的舒服感。可是，一旦喝了酒以後，覺得心情舒暢，就會超過適量度，而喝得太多。到了第二天，前一天的酒精無法排泄，積存在體內，就會陷入宿醉的地獄中。

宿醉的痛苦恐怕只有體驗過的人，才知道箇中的滋味。頭非常痛，覺得想吐，缺乏食慾，在心中暗自發誓：一定要「戒酒」。

戒酒的話題很多。許多自信自己酒力極佳的人認為，自己喝了一瓶威士忌也不會醉。這些人認為自己的身體比別人更強壯，但是這都是錯誤的想法。

根據東洋醫學之見，這些人是血液循環不順暢的人。因此，身體對酒精無法產生反應，亦即反應非常遲鈍。

另外，也有完全無法接受酒的人。甚至只吃了酒糖或酒釀，就好像喝了酒一般，滿臉通紅。這可以說是對酒產生過度反應的一種疾病。

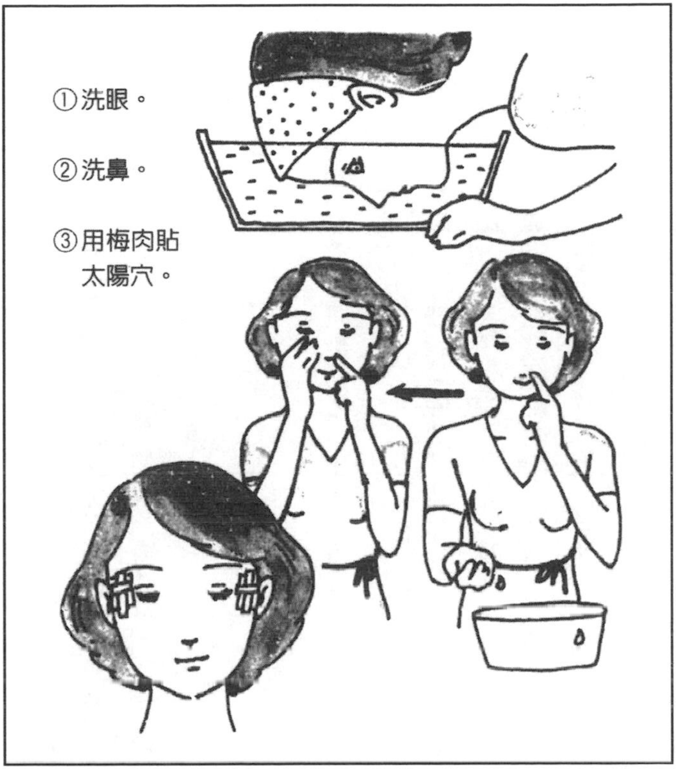

換言之，同是健康的身體，雖然有某種程度的差距，但是卻能接受某種程度的酒精。

導致宿醉與惡醉的原因，是因為喝了超過身體所能負荷的酒精量的緣故。

若要防止，可採用以下的方法。

在飲用啤酒或威士忌的時候，要另外準備一個裝白開水的杯子，喝酒的時候，經常補充水分，能夠防止宿醉，也不容易醉倒。在負責接待客人，不能夠喝醉的情況下，應該要使用這種方法。

此外，要多吃貝類和豆腐製品。豆腐製品特別有益健康，應該要多吃一些。

豆腐、納豆、油豆腐等等，花點工夫，都能夠成為美味可口的下酒菜。最近，歐美將豆腐視為健康食品，因此豆腐的價值變得非常高。時人對於豆腐的營養價值，也給予新的評價。飲酒者可多食用豆腐。

〈宿醉擊退法〉

如果宿醉，又該如何是好呢？在此，為各位介紹以下的方法——洗眼、鼻，以及用梅乾肉貼太陽穴的方法。

①首先，洗眼。洗法請參照202頁的敘述，以及不斷眨眼睛的方法。

②接著，洗鼻。洗法請參照42頁的敘述。

③然後，再把梅乾肉貼在兩邊的太陽穴。梅肉可以用油紙或絆創膏等加以固定。

只利用短短的三十分鐘，就能夠消除宿醉，使頭腦清晰。

此外，容易宿醉的人，通常是腸胃、腎臟、肝臟較弱的人。尤其必須注意肝臟。連續大量飲酒，覺得「酒氣似乎無法消除」，或是「很容易喝醉」時，疑似脂肪肝（由於肝臟無法將酒精處理殆盡，而有脂肪積存），也可能是肝臟肥大的症狀。

這時，要刺激氣通過的道路——肝經。

①雙腳伸直，坐下，膝蓋彎曲，左右腳底貼合。

②接著，用雙手握著腳底貼合的雙腳腳尖，不要勉強，要很自然地拉向身體。

③一邊慢慢地吐氣，一邊將上半身，靜靜地向前倒。

④好像要把額頭貼在地板上似地，不要勉強，要儘量向前倒，一邊吐氣，一邊靜靜地直起上身。最後，雙腳伸直，上半身放鬆。

這一程式共做三次。

經常實行這方法，能強化肝臟，不容易宿醉。喝酒機會較多的人，一定要力行這個方法。

11・暈車

「互鈎小指」使蒼白的臉恢復原狀

小學生或中學生經常會因為遠足或畢業旅行，長時間乘車，而感到痛苦。暈車的確令人感到非常不愉快，只要有過一次的經驗，就會教人對乘車過於神經質，會變得更容易暈車，產生惡性循環。有的人甚至坐在椅子上，臉色就會變得蒼白。因此，因為暈車而無法去遠足，或參加畢業旅行，而留下不愉快的回憶。

通常，這些人的肚臍是朝下的。這種肚臍就表示腸不良的情形。如果經常暈車，請按照前文（62頁）所介紹的按腹方法去做，就能夠趕走腸內的邪氣，而不會暈車了。

有時候，會覺得不要緊。但是，在過了一段時間以後，又會開始暈車。這時，再按腹就已經來不及了，要採用以下具有即時效力的方法，才能夠產生效果。

仔細地揉捏每一根手指。要像握住手指似地，從根部到指尖好像朝左右繞似地，進行揉捏。這時，能夠刺激腸的穴道，就不容易暈車了。持續二、三十分鐘，蒼白的臉色也能夠恢復原狀。

此外，還有防範暈車的方法。乘車時，雙手的小指互鈎，緊緊地鈎在一起，用力地

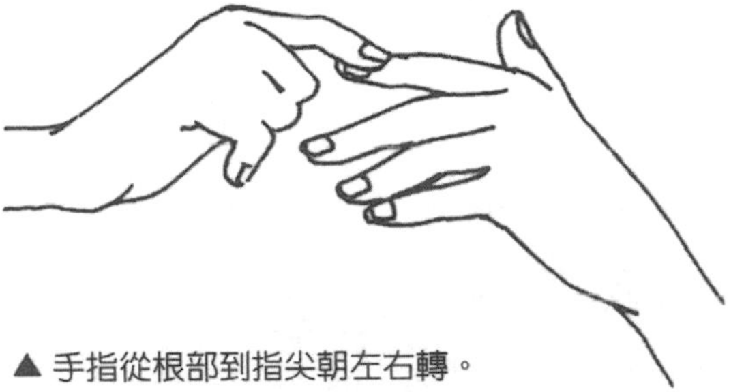

▲手指從根部到指尖朝左右轉。

▼為了防止暈車，小指互鉤，朝左右用力拉扯。

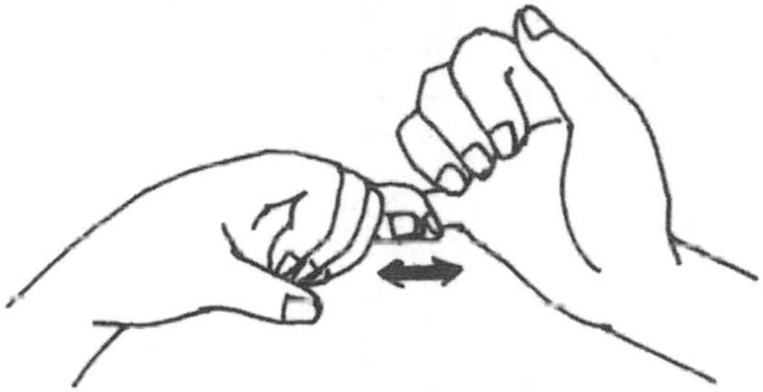

朝左右拉。乘車時，也繼續做這動作，就不會暈車了。

此外，揉捏手指的方法也是長生的祕訣。如果養成經常拗手指關節的習慣，就不會罹患疾病，能夠長壽。

12・頭昏眼花

瞬間頭暈的緊急處理

平常自認為平常自認為健康的人，在突然站起來的時候，瞬間會覺得好像頭昏似地。原因大多是生理上的毛病，但是大多數人會認為只是起立性昏眩，而毫不在意。不過，這是身體產生異常症狀的徵兆。

一位身材修長，美麗動人的二十歲女性，任何人看了，都會想多看她一眼。可是，她經常會頭昏眼花，周遭的人以及她自己，都認為這是女性特有的貧血所引起的。有一天，她突然因為腰痛而大叫，甚至痛得在地上打滾，最後當天就一命嗚呼了。由於死亡原因不明，只好解剖遺體，結果發現腸扭轉得亂七八糟，其他的內臟也非常孱弱。

原因是出在皮帶。她擁有纖細的腰圍，是因為在睡覺時也綁著皮帶。這位女性的例子非常特殊，但是昏眩卻是傳達身體異常的訊號。

當然，為了不造成頭昏眼花的現象，平常就要保持健康。一旦頭昏眼花時，可實施以下治療頭昏眼花的方法。

因為頭昏眼花而倒下的人，眼球一定是偏向左邊。

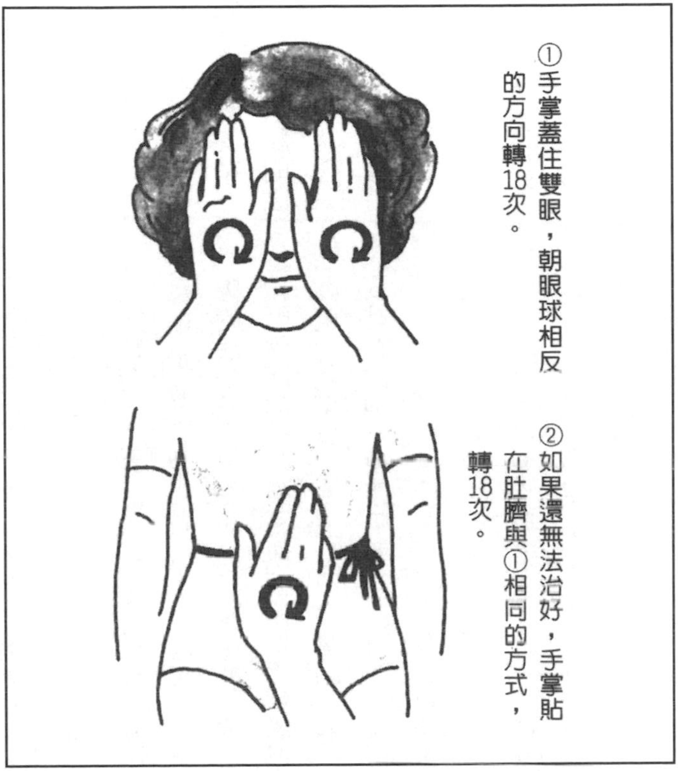
①手掌蓋住雙眼，朝眼球相反的方向轉18次。
②如果還無法治好，手掌貼在肚臍與①相同的方式，轉18次。

①用手掌抵住倒下者的雙眼，往右（若眼睛朝向右邊，則往左轉）轉動十八次。

②上述方法仍無法治好的話，手掌貼在肚臍，朝著與眼睛相反的方向轉動十八次。不要太用力。祕訣在於不慌不忙，慢慢移動。這麼做就能治療頭昏眼花。但是，清醒以後，不要立刻活動，要靜躺十五～二十分鐘，這一點非常重要。

13・站立疲勞

腳浮腫時可採用「踏步體操」

從事長時間站立的工作時，全身的血液循環不良，其中尤以靜脈的血液循環不良為最，疲勞增大。本來靜脈是必須利用腳的肌肉、胸廓、橫膈膜的肌肉活動，才能夠流通。長時間站立，肌肉的活動減少，靜脈的血液循環就會不良。

加上腳的肌肉持續緊張狀態，更阻礙血液循環；腳的浮腫，在於血液循不良。

這些狀態只要活動肌肉就可以了。但是，從事站立的工作，不可能輕易地休息，以便做體操。這時，只要站在原地，做踏步體操即可。

①保持直立的姿勢，意識統一。②雙手手掌有如撐住重石似地，高高地向上舉起。③抬頭凝視手背。最後，保持這姿勢，按照右、左的順序，用力以踏步五～七次。

僅僅是使用這方法，就不會再覺得疲勞了。此外，經常站立工作的人，在休息時，為了防止腳的浮腫，可以坐在一張椅子上，而把腳蹺在另一張椅子上，就會覺得輕鬆了。此外，實行揉腳趾法，或敲腳法，都能使腳不再浮腫，去除疲勞。

上下樓梯時，特別覺得輕鬆。不論是哪一種方法，都是為了消除因站立所造成的下

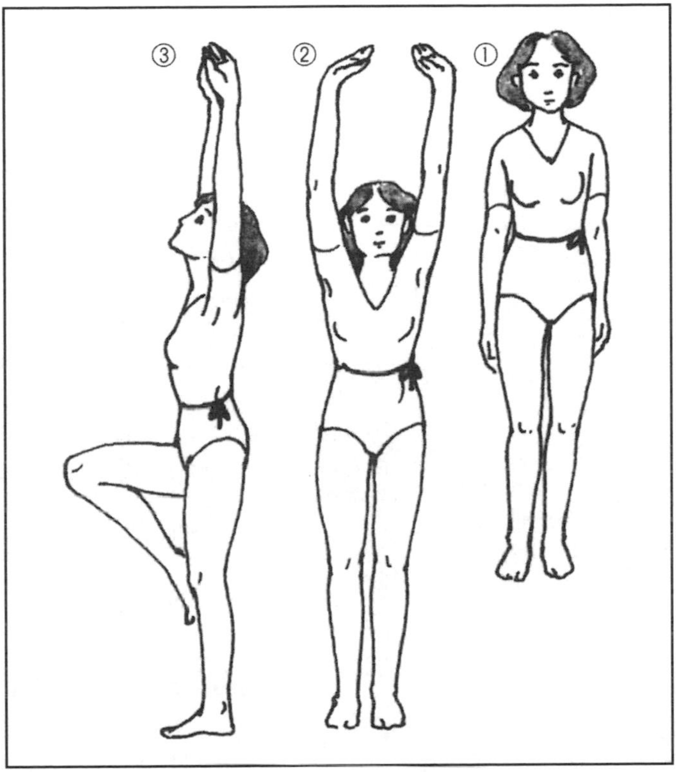

半身瘀血。下半身瘀血對肛門特別不好，容易罹患痔瘡。

如果長時間維持相同的姿勢站立，對肛門會造成負擔，容易罹患痔瘡。因此，要儘可能去除下半身的瘀血。

14・腳的疲勞

敲腳就能使氣血順暢！

腳發燙、倦怠或疲勞，最好的方法就是敲腳法。疲勞積存時，是因為氣血循環不暢所致。邪氣積存在腳，才會產生這些症狀。敲腳能促進氣血流通順暢，消除這些煩惱，同時也能夠使全身放鬆。

方法非常簡單：

①伸直腳，坐下，雙手輕輕握拳。

②用握拳的手輕敲臀部至大腿部，乃至膝關節與腳踝。同時，上半身自然前傾。

實行這方法的注意事項就是，敲打的過程不可逆向施行。如果從臀部朝足的側面敲打，會把汙濁氣由腳底排出。如果從腳朝向臀部敲打，當然無法產生效果。膝關節部分是氣與血液特別容易停滯的地方，要仔細地敲打。

此外，併用腳敲打法，就是採用２００頁所介紹的揉捏腳的方法。通過所有器官的穴道與經路，都集中在腳，因此揉捏腳，就能夠使全身的氣血暫時維持順暢。揉腳法對於一些意想不到的疾病，或隱藏的疾病，具有治療的效果，效果驚人。例如：對於內臟

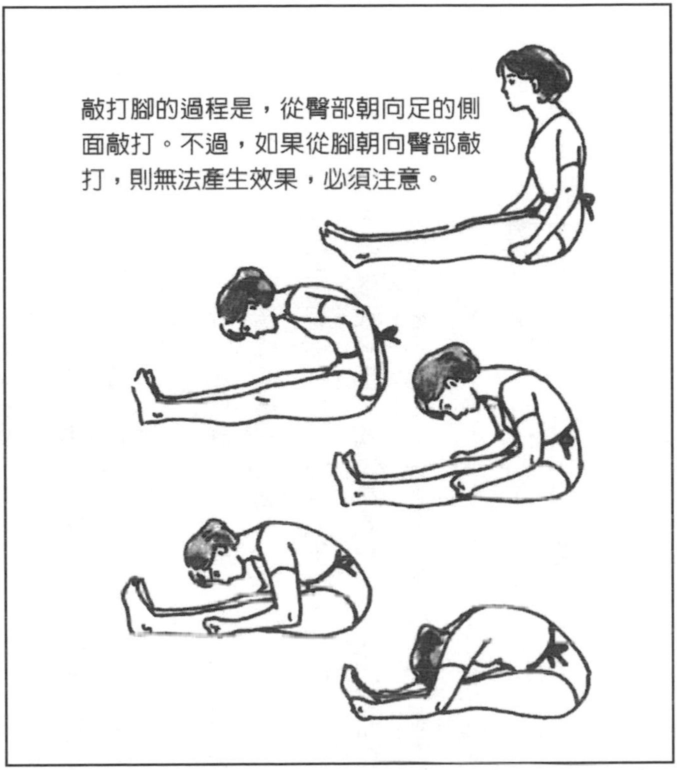

敲打腳的過程是，從臀部朝向足的側面敲打。不過，如果從腳朝向臀部敲打，則無法產生效果，必須注意。

的強化、白內障、重聽、香港腳、高血壓、低血壓等等，都具有卓效。

心情輕鬆，找到空檔時，就要進行。一天至少要做一個小時，合計至少要持續一小時以上。一邊看電視一邊進行，或是在上班的休息時間，也可以進行。

〈體型健康檢查❸〉中等身材的人

中等身材的人即屬於中肉、中背，體型均勻的人。身高與橫幅都非常均衡。同時，手腳的長度也和頭的大小一樣，能維持平衡。一般而言，這些人的內臟狀態非常好，位置也不會偏離。

觀察通常的生活形態，不會展現極端的行動。不論是做愛或喝酒，都不會過度。而且，應該不會耽溺在賽馬或賭博等遊戲中。

每一天的生活都很規律，規規矩矩地工作。當然，也會僅守飲食生活的規律，所以不會因為暴飲暴食而導致肥胖，或使身體受損，因大病而痛苦。

當然，在智慧或人格方面，也不會有任何缺陷。做生意時，也能夠得到他人的信任。但是，這些人不會極力渴望出人頭地。即使不會出人頭地，也不會感到悲傷，是屬於生活圓滿、優秀的人物。

就體型而論，是最令人感到安心的一型。

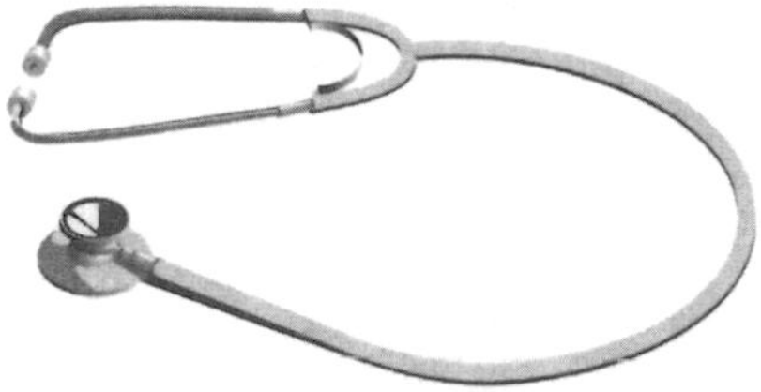

第三章

產生「幹勁」，提高「集中力」

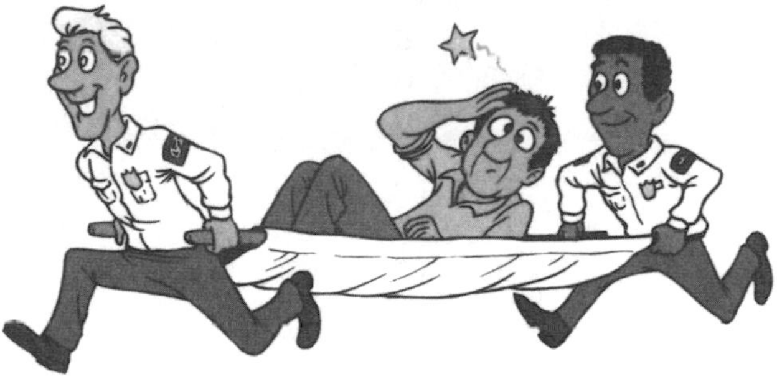

創造身體不會焦躁的祕訣

——捨棄「必須」的心態！

許多因「缺乏幹勁」與「缺乏集中力」而煩惱的人，是因為執著「必須」的想法。

例如：用功時，腦海裡經常想著別的事情，而處於精神耗弱的狀態。即使要勉強自己集中精神，卻做得不好，只好慢跑或做揮棒練習，以改變自己的心情。但是，坐在桌前時，一直想著——「一定要集中精神」，結果反而招致心緒不定。

深思熟慮固然是件好事，但是也不需要勉強自己。在無法集中精神的時候，這也是無可奈何的事。

因失眠而感到煩惱的人，會想——「有何種方法能讓自己熟睡」，但是這麼想反而會導致失眠。換言之，太過於想要集中精神於某件事情，反而無法集中精神。

我在演講會上，經常說：「我沒有非做不可的事。」

一定要按照時間非把桌子清理乾淨、把東西擺固定位置不可，這一類認為非做完不可的事是不勝枚舉的。

但是，即使無法按照一定的時間完成，或是無法把桌子清理乾淨、東西擺正，也不至於一命嗚呼。如果一直固執於這想法上，反而無法集中精神。

有時候，換個想法說：「即使無法集中精神，也不致於死去。」結果，反而能夠使自己更容易集中。

打掃時，不能徹底地把窗戶擦得明亮，就覺得心裡不舒服。如果房間不能收得乾乾淨淨，心裡就會覺得不高興，這些人的心靈，有時候實在是太過於執著了。

這是把自己侷限在「一定要做某件事情」的範圍內。

但是，不論我如何訴說道理，這些人終究還是不了解。在此，教導各位去除身體的癥結，而產生「幹勁」或「集中力」的方法。

欠缺幹勁或集中力的人，要先創造一個不會焦躁的身體。焦躁會使當天的工作無法順利，想法不靈光，而使你生氣。疲勞積存時，翌日自然也無法湧現幹勁。

在此，試述當天的疲勞當天去除的祕訣。只要按照這祕訣去做，就能夠產生幹勁，自然就能擁有集中力了。

1・提升記憶力

提升工作、學習效率的「意識集中法」

我曾經和一些具有卓越記憶力的人談話，問他們利用什麼方法來提高記憶力，他們說：「並沒有任何特別的技巧，只要集中精神就可以了。」

的確，缺乏集中力，工作與學習都無法產生效果，並且會造成失誤。記憶力強，能好好學習或工作的人，大多是具有集中力的人。重點就在於要如何培養集中力。

消除疲勞，提高集中力，增強記憶力的方法，在實行時，可以坐在椅子上，或盤腿而坐。趁工作或學習的空檔間進行，就能夠消除倦意，集中精神於事物上。做法如下：

①盤腿而坐，或坐在椅子上，雙手交疊於後腦部。

②用嘴巴深深吐氣，頭慢慢地用力向後仰。

③閉嘴，由鼻子吸氣，同時頭慢慢前傾。

這方法合計為一次，共進行三～五次。

實行這方法時，要注意的是，不要因為這方法而擁有集中力，熱中於工作而忘記了時間，這做法是本末倒置的。

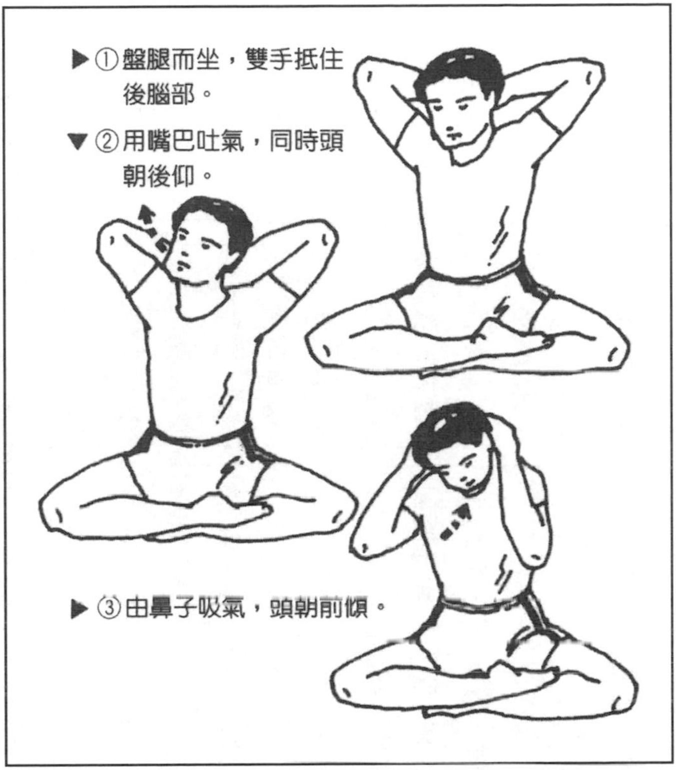
▶①盤腿而坐，雙手抵住後腦部。
▼②用嘴巴吐氣，同時頭朝後仰。
▶③由鼻子吸氣，頭朝前傾。

例如：長時間閱讀或使用電腦，或是滔滔不絕說話，這些動作長時間持續，對身體有害無益。

有時候，要打開窗戶，看看外面的景色，或是暫時離開座位，伸展背部，或是稍微走動一下，改變一下心情都是很重要的。

2・創造集中力

停止抖腳的「壓顏面法」

欠缺集中力的人，做任何事都不順利。缺乏集中力，效率無法提升，錯誤也會增加。一旦出現一、二次錯誤時，就會喪失信用。

我一位在銀行服務的朋友，人緣極佳，而且懂得說話的技巧，在銀行內頗受人歡迎。但是，每當與客戶進行重要的商談時，就會出現問題，而使他無法出人頭地。見到他時，我覺得他的體格非常強壯，像一位運動員一般，只是無法集中精神於一件事物上。通常會注意到別的事情，一眼就可以看出他缺乏集中力。

此外，他經常會抖腳。抖腳是我們在思考時，無意中會做的動作。但是，經常抖腳，便是欠缺集中力的表現。而且，做事情經常會厭倦，沒有耐性。

欠缺集中力的人，要養成不慌不忙做完一件事的習慣。只要學習如何創造集中力，一點也不難。

隨時隨地都可以簡單進行的方法，是非常適合像他這種具有煩惱的人。

①②閉上眼睛，用手指按壓眼瞼。不要用力地按壓，用感覺舒服的強度按壓即可。

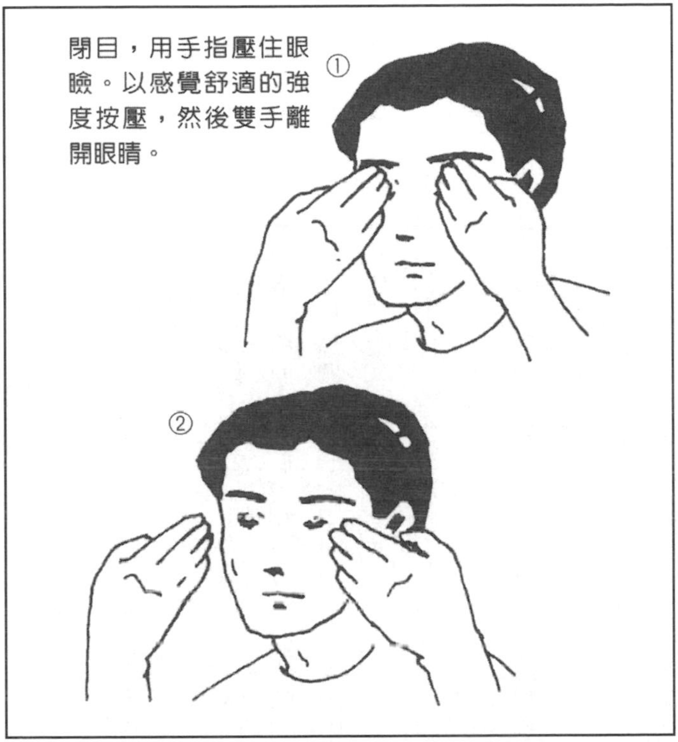
閉目，用手指壓住眼瞼。以感覺舒適的強度按壓，然後雙手離開眼睛。
①
②

按壓時，慢慢地數到十，然後放開雙手。

重複做五、六次，一天進行三次。

這位在銀行工作的男性，持續二個月這麼做，就不再出現抖腳的現象，而成為受人信賴的男性，能給予他人安全感。周遭的人都認為，只要把工作交給他，就可以放心。一旦培養起他人的信賴感，則不論在工作或生意上，都會進展得十分順利。

3・持續集中力

增強熬夜能力的技巧

人類的集中力最長只有兩個小時而已。超過這個時間以後，即使勉強集中精神，精神也會散漫，而且感到疲勞。

工作至深夜，還是有非做不可的事。這時候，教各位暫時去除疲勞的方法。

①盤腿而坐。不過，將原本置於大腿上的腳放在膝前。

②雙手拇指朝向，輕輕握拳，肩膀不要用力，置於兩大腿上的位置。保持這姿勢，稍做休息，維持自然的呼吸。

③④雙腳慢慢地朝前伸，腳後跟併攏，貼在地上。這時，腳底朝前，腳尖儘量朝上。

接著，上半身慢慢地向前倒，同時雙手往前伸，雙臂交叉，握住腳趾。維持這姿勢，雙腳儘可能朝前伸，用手扳住腳趾。如果無法抓到腳趾，也是維持相同的姿勢，儘量讓腳尖朝向自己的身體方向後翻。

⑤保持這姿勢一～三分鐘，起初會覺得很痛苦，但十秒鐘以後，就會舒服多了。

這體操能強力拉扯腳底，刺激交感神經，能夠使眼睛和頭腦暫時恢復清晰。

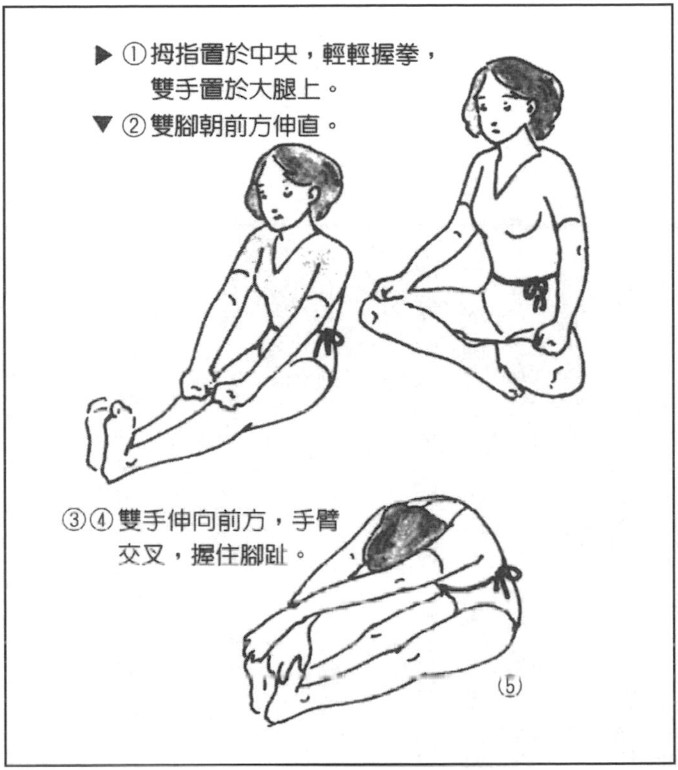
▶ ①拇指置於中央，輕輕握拳，
雙手置於大腿上。
▼ ②雙腳朝前方伸直。
③④雙手伸向前方，手臂
交叉，握住腳趾。
⑤

最簡單的方法是，雙手朝上伸，背肌向後挺直。這會具有非常好的效果。如果擁有較廣大的空間，可以做彎腰的動作。起初，放鬆身體的力量，雙腳微張站立。然後，一邊吐氣，一邊慢慢地彎腰。這時，不要勉強地彎，只要在自己能力範圍內下彎即可。

4・停止焦躁

加班前進行「幹勁呼吸法」

工作時間縮短，已經成為世界的朝流，但是還是有很多人工作過度，典型的例子就是不停地加班。

因職業的不同，有的人的加班時間甚至一個月會達到一百個小時以上。加班會造成精神的壓力，以及疲勞的積存。

現代上班族，ＯＬ的心靈壓力、焦躁，如果很嚴重，就會導致「身心症」。罹患這種疾病的人，不斷地增加。

也有人因為壓力而導致腸潰瘍；因脈搏跳動異常而導致不整脈，或是罹患失眠症的人非常多。這時，我會依個人的情況而給予建議，去除該員眼前的煩惱。僅僅如此還不足，還要教導他們如何改變焦躁的心靈，這才是跟本地解決因壓力所造成的許多症況的方法。如果心靈一直處於焦躁狀態，何時會再罹患身心症，是難以預料的。

要創造一個不焦躁的心靈，並不很困難，我經常會舉以下的例子來說明。

首先，我會詢問他們為什麼會焦躁，而答案雖然因人而異，但是卻不外是由於人際

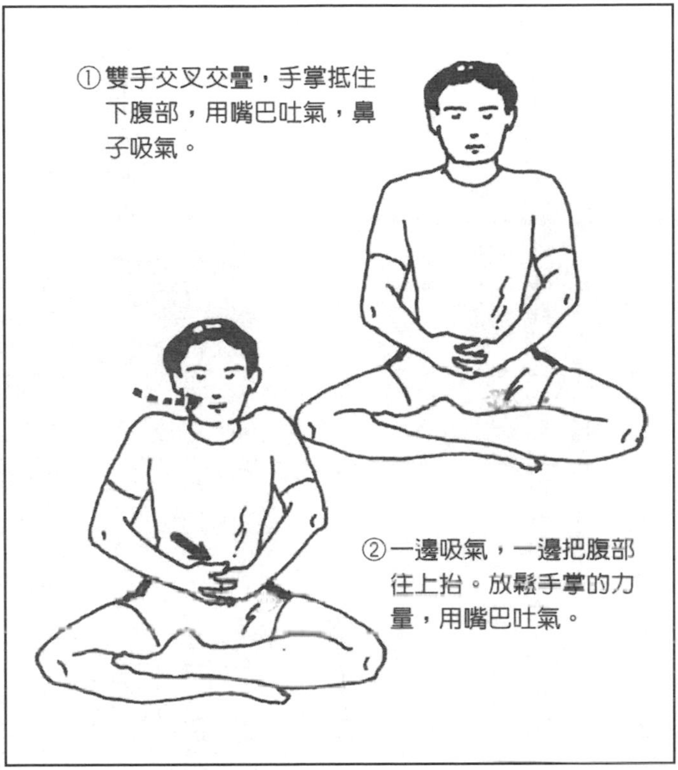
①雙手交叉交疊，手掌抵住下腹部，用嘴巴吐氣，鼻子吸氣。
②一邊吸氣，一邊把腹部往上抬。放鬆手掌的力量，用嘴巴吐氣。

關係或工作所引起。接著，我會繼續問他們：「你們覺得自己能夠隨心所欲地做事嗎？」

大部分的人在一問一答中，就會不再感到焦躁。為什麼呢？因為這些人會察覺到一項事實：「如果自己無法控制自己的情緒，又如何能期待擁有良好的人際關係與工作順利呢？」

附帶一提，這和放棄的心態在根木上是不同的。利用改變自己心靈的想法，當成發想的基礎，就不會把自己趕入不必要的壓力中。

以某種意義而言，這也是一種發想的轉換。

〈停止焦躁呼吸法〉

雖然了解這項事實，但是在現實生活中，某些情況還是會令你感到焦躁。許多人會因為現實與理想之間出現了一道鴻溝，而感到痛苦。在此，為各位介紹不再令自己感到焦躁的方法。

如果要面對一些加班的工作，就有必要把被動的態度轉變為主動的態度。

做法如下：

①盤腿而坐。
②雙手十指交叉交疊，手掌朝上。
③雙手手掌抵住下腹部（由恥骨至肚臍下方），牢牢地支撐住。
④用嘴巴吐氣，鼻子吸氣，調整呼吸二、三次。
⑤一邊吸氣，一邊將腹部好像往上推似地，雙手加諸力量。
⑥感到呼吸痛苦之前，放鬆加諸於腹部的力量，由口中吐氣。

——以上為一套，共進行十二次。

這呼吸法也具有使上沖至頭腦的血液下降的效果。在生氣、感情要爆發的那一瞬間，請立刻實行這種呼吸法，相信就不會隨便對別人發脾氣了。

這種呼吸法有使氣血流通旺盛的作用。壓力太多會使內臟受損，而氣血衝到頭上，這就表示內臟的氣血循環不順暢。這時，務必要加以預防。

加班前，實行這呼吸法，在工作上就能展現驚人的效率。

接著，為各位介紹因工作或學習，而過度使用頭腦時有效的方法。那就是在140頁為各位敘述的敲頭法。這對於過度焦躁，或是興奮不已的頭腦，具有很好的效果。使用頭腦時，血會上衝至頭上，藉此就能使其擴散。

5・充實全身的氣力

頭腦茫然時採用「揮臂法」

熱中於工作時，頭腦偶爾會茫然，缺乏幹勁。這是由於身體平衡失調所致。在此，為各位說明如下：包括人類的頭腦在內，重要的內臟都集中於上半身。因此，上半身與下半身相比，工作過度，而意識也集中於上半身，係處於上實下虛的狀態。

例如，連續好幾個小時的辦公桌工作，眼睛會充血，頭重。這時，懶得聽別人說話或思考，這就是頭腦處於「實」的狀態。實指的是上半身，處於與頭重時相同的狀態。

換言之，在上半身疲勞的狀態下，不只是覺得頭重，胸部和腹部也覺得很痛苦，雙腳寒冷，找不出任何原因使自己的氣力無法湧現，甚至無法感覺到生存的意義。

這時，最重要的是從上實下虛改為上虛下實。因此，可以利用簡單的揮臂動作，就能夠恢復健康，充實全身的氣力。

一旦做「揮臂」動作時，上半身的疲勞便得以排泄，新鮮的氣血能夠循環全身。換言之，已經證明為改變成上虛下實，就能夠去除身體的不快感，使氣力充實。

東洋醫學稱疲勞為邪氣，利用揮臂就能夠毫不勉強地排泄邪氣。正確的做法如下：

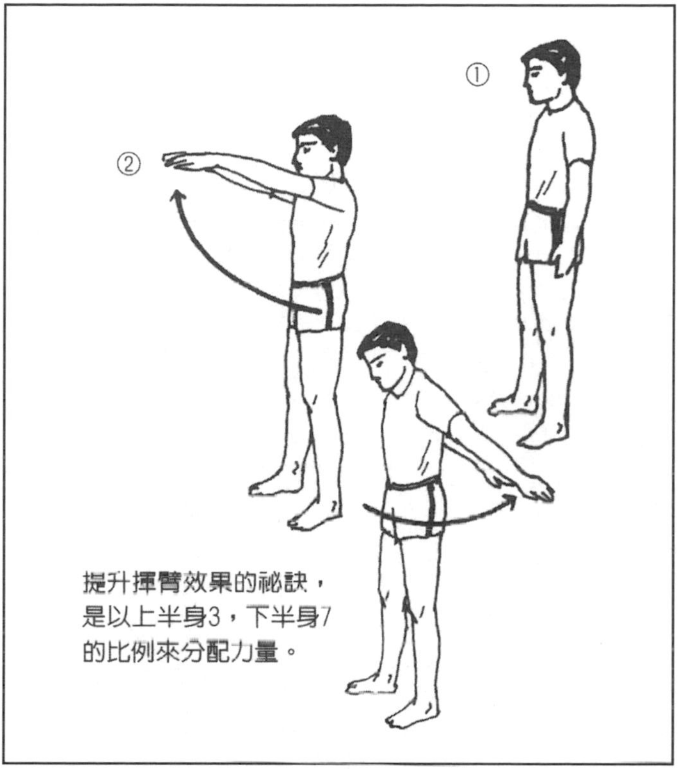
①
②
提升揮臂效果的祕訣，
是以上半身3，下半身7
的比例來分配力量。

①上半身與雙腳筆直站立。雙腳張開如肩寬。大腿伸直，腳趾稍微用力，感覺有如腳趾深入地面似的。

②保持這姿勢，雙手有如鐘擺似地前後揮動。揮向後上方時，要稍微用力；揮向前上方時，不要用力。按照惰性原理，任其自動折返。這時，雙肘伸直，不要彎曲，眼睛看著前方。為了避免心中產生雜念，在心中數數（不

要發出聲音）。

揮動手臂的次數，最初由二、三百次開始，漸漸增加次數，最後增加至能揮一千次至二千次，時間大約為三十分鐘。

提高效果的祕訣在於「上三下七」，即以上半身三、下半身七的比例分配力量，就能夠使積存於上半身的邪氣排泄掉，促進全身氣血的流通。為了學會上三下七的祕訣，在此要注意的重點如下：

(1)放鬆上半身的力量，肩膀不要用力，雙手自然揮動。

(2)重心置於下半身。為了使重心穩固，腳底要牢牢地踩在地上。脫掉鞋子和襪子，光著腳丫亦可。

(3)頭有如懸在空中似地，感覺好像從上面倒吊下來，這也是放鬆肩膀力量的方法。

(4)放鬆口腔肌肉，即嘴巴不要緊閉，也不要隨意張開。總之，不要用力就是了。

(5)維持「胸中無一物」的狀態，不要想得太多。這麼一來，上半身才能維持「虛」的狀態。

(6)背向上抬，搖動。

(7)腰為運動的軸。

⑻手肘不要過於抬向上方。

⑼放下手臂時，好像要把手臂甩掉似地放下。這意味著不要太過拘泥於甩手的動作，如此才能利用揮臂的動作，使身心充實。

⑽用手劃水似地，有如在劃動空氣一般地揮動雙手。

⑾揮動手時，手背朝上，手掌朝下。

⑿臍下的丹田稍微用力。臍下丹田即俗稱肚臍下方三吋的位置。實際上，是從肚臍到身體內部深達三吋的位置，將意識集中於此，進行運動。

⒀不要使內股緊張，揮臂是利用「上虛下實」的效果，使力量集中於下半身，但是不能夠使內股緊張。

⒁覺得肛門好像向下拉似地。

⒂腳後跟有如重石一般，踩在地上。

⒃趾甲有如深入地面一樣，固定於地上。

6・保持平靜

傾聽自己呼吸聲的精神統一法

許多在人際關係方面失敗的人，大多是因為無法保持平靜。

經常無法平靜的人，有以下的例子：寫信的時候，起初的二、三行字體工整，但是寫到了四、五行時，就愈來愈潦草了。

寫字潦草的人，凡事都會感到容易厭倦，情緒容易轉變，是無法成功的人。男性可能經常更換職業或住所，女性則可能喜歡新的衣服或傢俱類，會浪費大量的金錢。

面對他人時，也無法保持平靜，會錯失好不容易才到手的機會。無法平靜就是緊張的證明，因為緊張而失去了平靜。

如果是上班族，可能會因此而無法找到不可或缺的資料，而無法展現良好的營業成績。這些人面對重要的會議時，可實行使心情恢復平靜的呼吸法。做法非常簡單。

①雙腳伸向前方，坐下。雙手拇指置於中央，輕擇，置於二側的地上。保持這種姿勢，用嘴巴吐氣，然後由鼻子吸氣，呼吸二、三次，深使心情平靜下來。

②然後，彎曲膝蓋，正坐。

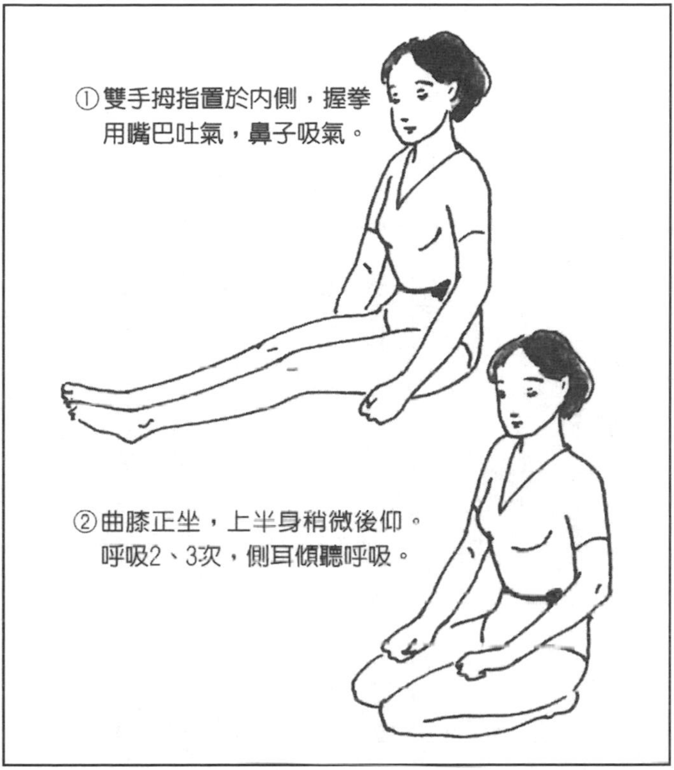
①雙手拇指置於內側，握拳
用嘴巴吐氣，鼻子吸氣。
②曲膝正坐，上半身稍微後仰。
呼吸2、3次，側耳傾聽呼吸。

接著，維持正坐的姿勢，上半身微向後仰，雙手拇指置於中央，輕輕握拳，置於大腿上。然後呼吸二、三次，好像側耳傾聽自己的呼吸聲一般，如此便能得到精神的統一。

若無法正坐，坐在椅子上，挺起上半身亦可。一定要靜靜地聆聽自己的呼吸，就能保持平靜。

7・安定心靈

用「風扇呼吸法」改變心情

有的人經常會焦躁不安，別人看來，也覺得這人神經緊張。自己的心情無法平靜下來，使周圍的人也變得焦躁。仔細觀察這些人，會發現這些人很在意自己的工作。即使休假日在家中，腦海中想的仍然是工作。這一類型的人可說是罹患了工作中毒症，或是不懂得改變心情。這類型的人在忙碌的工作中，雖然想要休息，但是卻是心靈忙碌的人，無法得到真正的休息。

二者都做不好，覺得自己沒時間，感到焦躁，當然會升高焦躁的情緒。許多考生也是這一類型的人，不論是在休假日或洗澡的時候，腦海中想的盡是考試的事情。坐在桌前，也無法好好地用功。我建議這些人採用以下的呼吸法，以便使心靈獲得平靜。

這是安定心靈的呼吸法，做法如下：

①盤腿而坐，輕握的手置於足上，輕輕閉上眼睛。
②嘴巴稍微張開吐氣，脖子轉向左邊，呈直角。
③感到痛苦時，轉向左邊的脖子朝向正面。這時，由鼻子吸氣。

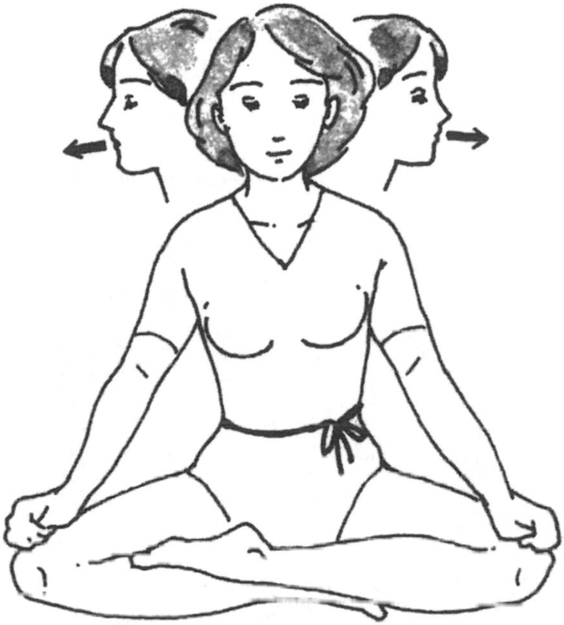

頸部朝左右彎曲時，要注意肩膀保持不動。

④以相同的方式一邊吐氣，一邊把脖子轉向右邊。一邊吸氣，一邊回到正面。

以上的動作當成一次，共做三次。要注意的是，脖子朝左右轉的時候，有如電風扇一般地，肩膀不動，只轉動脖子而已。起初，很可能做得不好，但是在習慣以後，就能把脖子轉到左右九十度角了。

8・放鬆臉部緊張

更換表情訓練

在你緊張的時候，是否有看過自己的臉呢？

人在緊張的時候，臉的一部分會很緊張，如眉間有皺紋或嘴角歪斜。部分出現緊張狀態的表情，會讓對方產生不快，而覺得「真討厭」，或是「就是不喜歡他」等反應。相信也曾你有過這種經驗。在極度緊張的狀況下，眼睛和嘴巴好像分開似地，表情和話都不對了。雖然嘴裡說：「我沒生氣！」但是臉部卻是一副憤怒的表情。

臉部精神壓力的積存，也是導致胃潰瘍與高血壓的來源。

那麼，應該怎麼做才好呢？要先照一照自己的臉，找出特別容易緊張的部位。然後，再做去除這部分的緊張的訓練。

但是，也必須了解到，何種狀態是屬於緊張的狀態。然後，再做以下的訓練。

①嘴巴大大地張開，好像拉扯嘴唇似地，使嘴唇產生緊張感。

②嘴唇用力，嘴巴抿成「ㄟ」字型，如此便會使太陽穴緊張。

③嘴唇用力，嘟起嘴，朝前方突出。嘴唇周圍就會產生緊張感。

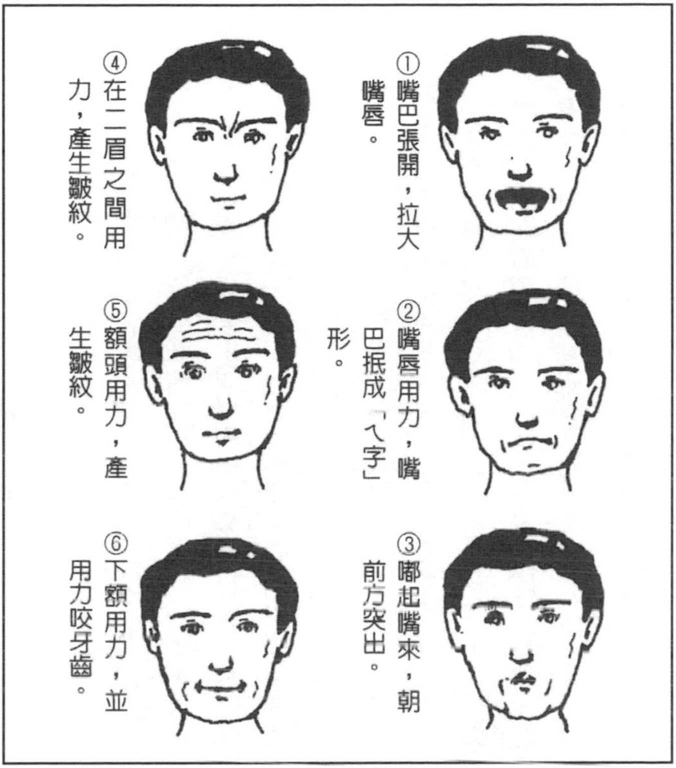
①嘴巴張開，拉大嘴唇。
②嘴唇用力，嘴巴抿成「ㄟ字」形。
③嘟起嘴來，朝前方突出。
④在二眉之間用力，產生皺紋。
⑤額頭用力，產生皺紋。
⑥下額用力，並用力咬牙齒。

④眉間用力，產生皺紋，眉間就會出現緊張感。

⑤額頭用力，產生皺紋，額頭就會產生緊張感。

⑥下顎用力，並用力咬牙齒，下顎就會緊張。

這麼做就能夠知道臉的各部分緊張狀態了。換言之，記住這感覺，就能夠消除臉的緊張，使自己放鬆下來。

9・消除壓力的老莊術

利用「敲打」使頭腦正常

現代醫學中，並沒有壓力與焦躁的解決之道。紀元前一二二年，在中國的漢朝時代，淮南王就曾經進行老莊術，在《淮南子》一書中，就有詳細的記載。老莊術能輕易地消除壓力或焦躁，只要用簡單的道具來敲打頭，就會產生效果。做法如下：

先準備五吋（約十五公分）的圓棒，前端用棉花包住，再以棉布包裹純棉，然後再用線綁住，好像棒鎚一樣。用這棒子敲打頭部二、三百次，乃至一千次，一天至少敲打二次。

這做法看來似乎很愚蠢，但是卻有人藉此治好——「上班神經衰弱症候群」。

某家著名企業的課長A先生，自從在會議席上，其提案受到嘲笑以來，覺得公司裡的每一雙眼睛都在看著自己。因此，吃午餐時，也避免到員工餐廳去用膳，而到附近的咖啡店獨啜，想要逃離同事們的眼光。

我教導A先生採行敲頭法，他實行這方法一個月以後，能夠再度回到公司上班了。現在，已經晉升為部長，非常的活躍。

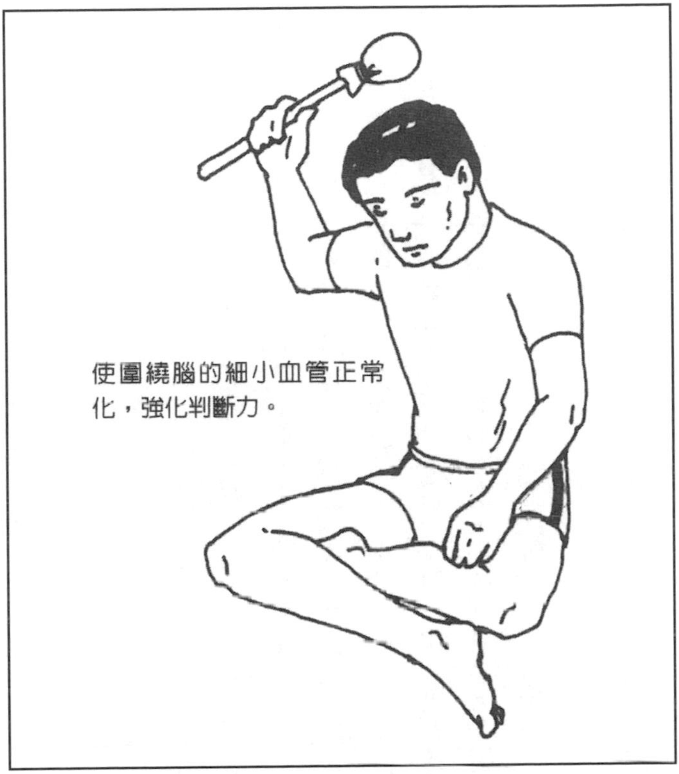

這方法能夠使圍繞腦的細小血管正常化，便會產生良好的判斷力，而不會敗在壓力與焦躁之下。

但是，不能夠人前敲頭。因此，為各位介紹在感到焦躁時，菸抽得過多，或是在人前會臉紅時，能夠簡單地做到的方法。這就是108頁所介紹的，簡單互鈎小指的方法。利用手指的刺激，就能夠給予全身刺激。

10・提升人緣

提高營業能力的「揉耳法」

對於上班族而言，所有的情況都處於競爭的局面，營業成績會受到嚴格的評價。

基本上，要提高營業成績，就必須聆聽對方所說的話。在這社會上，還是有很多人對他人的話充耳不聞，非常頑固。這些人大多認為自己所說的話是正確的，因此與周遭的人容易產生摩擦，與生意上的競爭對手容易產生問題，因此營業成績也不佳。

一般而言，不會仔細聆聽他人說話的人，耳朵大多缺乏張力，緊貼在側頭部，因為不想聆聽他人說話的心態，甚至影響了耳朵的形狀。想要使人際關係良好，提高營業成績，必須培養仔細聆聽他人說話的心態。這麼一來，就能夠恢復耳朵原有的自然姿態。

自古以來，有福耳一說，許多一流公司的經營者大多擁有福耳。這些人的優點就是善於聆聽他人的說話。如果是耳形良好，就能夠了解對方，改變自己的人生。使耳形良好，就能夠提升營業能力，使人格提升。

那麼，該怎麼做才好呢？在此，為各位介紹方法如下：

隨時實踐這方法，就能擁有美麗的耳形，增加人脈，使內臟良好。

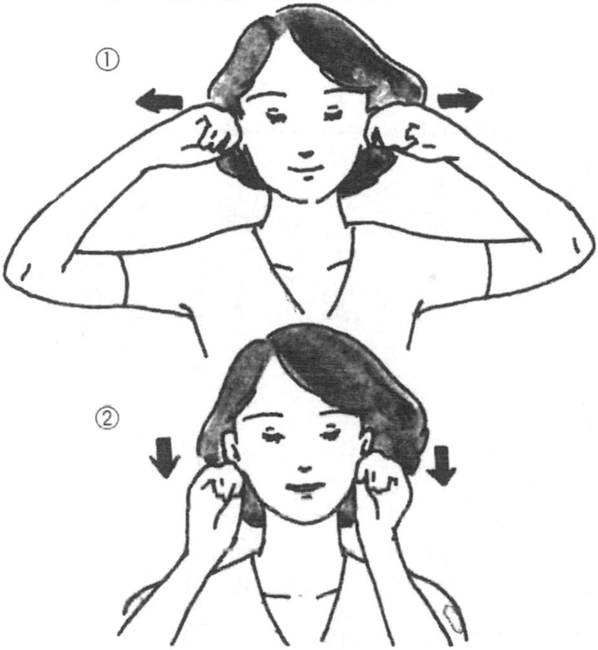

①用雙手捏住，朝側面拉。

②用雙手捏住雙耳垂，朝下方拉。

如果平常就實行這方法，能夠使耳形良好，也能夠聆聽他人說話。此外，耳集中了與身體各部分連接的穴道。實踐這方法，也能夠刺激各穴道，具有使內臟良好的效果。

11・會議不臉紅的祕訣

演講前的「手掌指壓」

對上班族而言，會議佔有重要的位置。要讓出席著了解自己的意見，就必須要說明。要解釋自己的計畫，需要說服力。會議中，通常有許多上司或競爭對手，愈想表達自己的意見，越可能因為臉紅而失敗。在眾人面前容易臉紅，原因是不習慣。

那麼，只要習慣不就好了嗎？但是，對這些人而言，卻是一大問題。以理論而言，習慣了就好。但是，具體的方法該怎麼做，卻不得而知，因而成為煩惱的根源。一旦在人前臉紅，說話結結巴巴，就會覺得是一大恥辱。由於不想再面臨這種窘境，而會變得畏畏縮縮。對這些人而言，也具有治療的即效術。

①手輕握，閉上眼睛，慢慢地用嘴巴吐氣，慢慢地由鼻子吸氣，這動作重複三次。

②右手拇指輕壓左手掌中央三十次，再用左手拇指輕壓右手掌中央三十次。

利用①調整呼吸，利用②調整心臟的跳動，在演講以前做這些動作，就不會臉紅。累積數次不臉紅的經驗以後，即使不指壓，也能若無其事地面對眾人。

許多人覺得在面對眾人時，較難應付。但是，在少數人面前，卻能夠若無其事地說

①②用右手拇指對左手手掌中央指壓30次，再用左手拇指以相同的方式指壓右手手掌中央。

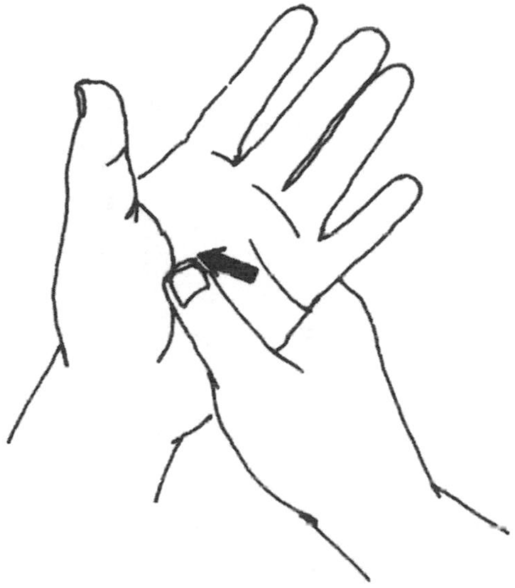

話。這是因為非常在意集中於自己身上的視線，在視線增加時，就會臉紅心跳。這種人也有不臉紅的祕訣，即：只要看著其中一個人的臉或表情來說話，或是有如面對後面的牆壁說話似地，就能夠減少視線的感覺。

12・消除會議疲勞

去除背痛的「摀耳法」

經常坐辦公桌的人，或是身體活動機會較少的人，背部都會有疲勞積存。只是疲勞的話，只要稍作休息，就能夠恢復健康。如果再怎麼休息，都無法治好，因為一點小事，背部就感到疼痛或緊繃，大多是來自於胃或肝臟的毛病。由於肝臟的原因，而造成背部的疼痛，通常用手觸摸背部時，會發現硬塊。因情況的不同，甚至有時會覺得整條肌肉都像硬塊一般。要治療背部的緊繃或疼痛，最好的方法就是用手指按壓背部；可以俯臥，請別人為你按壓。這時，要配合按壓的節奏來吐氣。

但是，平常要治療造成胃或肝臟孱弱的疼痛或緊繃，使其強壯，這是最重要的。在此，所介紹的方法早晚實行兩次。一週內，就能消除胃痛的痛苦和肝臟的煩惱。萬一感到疼痛時，只要稍微進行，就能夠使症狀痊癒。此外，在會議前後進行，能夠去除背部的疲勞，能夠預防疼痛或緊繃。做法如下：

①盤腿而坐，雙手置於頭後。指尖交叉，支撐後頭部。用靠近手掌根部附近蓋住耳洞（即耳穴）。

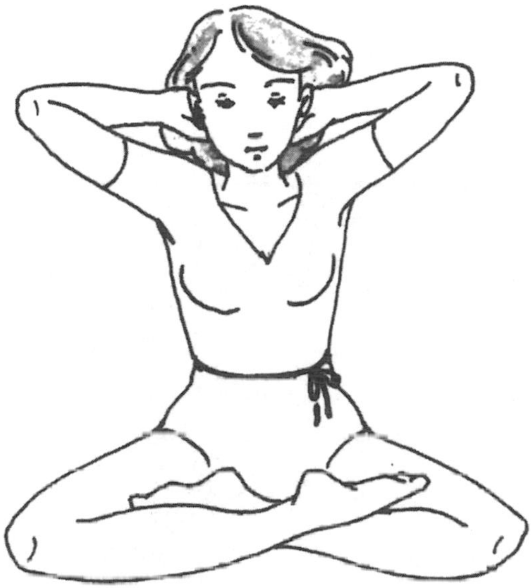

雙手繞至後頭部，指尖交叉，用手掌根部附近摀住耳洞。

②靜靜用嘴巴吐氣，然後由鼻子吸氣。同時，摀住耳洞附近的手掌根部附近用力，頭稍向後方仰，挺胸。

③保持這種姿勢，停止呼吸，在覺得痛苦之前，放鬆摀住耳朵的手掌力量。同時，頭恢復至原來的位置，挺起的胸膛也放鬆力量。

以上為一次的動作，重複做十次。

13・消除出差疲勞

在飯店消除疲勞的「淋浴法」

對於上班族而言，雖然電腦、手機與傳真機非常普及，但是一旦公司有命令，不論國內外，提著一個公事包，就必須飛奔而去的出差，的確教人感到難受。

對上班族和公司而言，出差的成功即代表其實力。因此，時間表的安排、商談的成敗與否、出差費用的使用方式等等，都必須要注意。因此，和平日的工作相比，出差的精神疲勞與肉體疲勞多達二、三倍。

即使是習慣出差的人，在飯店中恐怕也無法去除疲勞。如果出差的疲勞得到消除，又能得到充足的睡眠，對第二天的活動而言，將會造成不同的影響。

最近，最明顯的是出差後，立即病倒的例子。

對於工作旺盛的上班族而言，在擁擠的時間表中，有時忙得喘不過氣來，甚至會昏倒在大廳，或是發生昏倒在浴室中猝死的悲慘事情。

由於平常生活的規律紊亂，再加上出差時，心理與肉體的負擔特別重，才會出現這些現象。

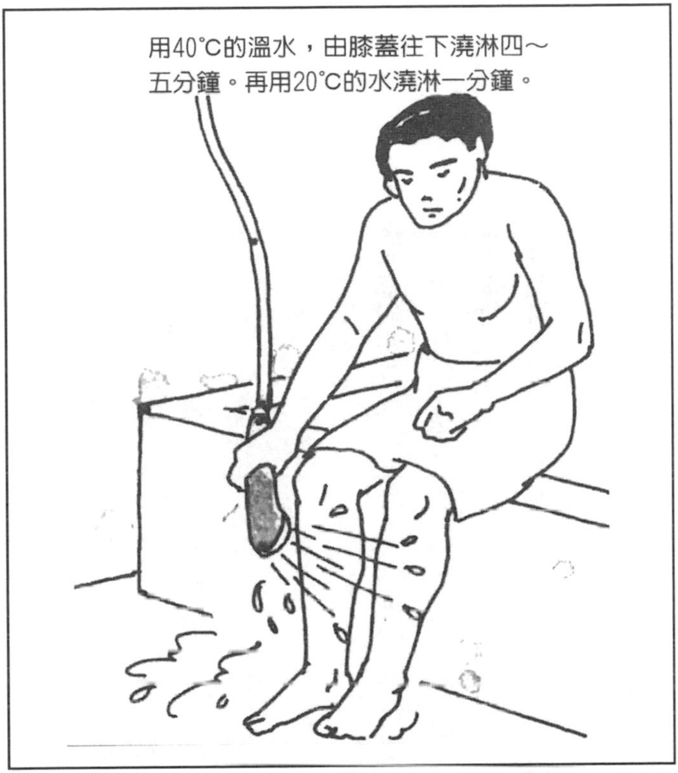

用40℃的溫水，由膝蓋往下澆淋四～五分鐘。再用20℃的水澆淋一分鐘。

因此，必須想出一些在出差的飯店中，消除疲勞的祕訣。最易於消除疲勞的方法，就是泡澡。但是，在自家的浴室與飯店的浴室中泡澡，情況完全不同。

有的飯店中，甚至沒有浴缸，而只有淋浴設備，原本就是為了清洗身體而準備的盥洗設備。因此，與利用浴缸泡澡的方式完全不同。

由於如此，在飯店中，無法採用能夠促進

血液循環，去除身心緊張，消除疲勞的健康泡澡法。

但是，到了飯店以後，首先想要使用浴室，消除出差的疲勞，這也是人之常情。這時，建議各位使用淋浴來消除疲勞。

淋浴即利用水壓來拍打皮膚，增強刺激，有如產生輕微按摩的效果一般。利用二十℃左右的冷水，調節成比平常更強大的水柱來淋浴，從腳往上，最後澆淋全身。尤其是感到痠痛的肩膀、後脖頸，有如按摩似地仔細淋浴。然後，再用乾浴巾擦拭全身，去除水氣。

淋浴有助於儘快地入眠。

有的人換了枕頭就無法成眠。這時，可以從膝蓋開始，朝下方用細節成四十℃的溫熱水，淋浴四～五分鐘。然後，再把淋浴水的溫度調節成二十℃左右，一樣地朝膝蓋下方淋浴一分鐘。重複進行二次。

利用溫、冷交互刺激，擴張足的血管，使血液循環順暢，能就去除肌肉的疲勞，而且得到舒適的睡眠。

要消除出差的疲勞，還有另一聰明的方法。那就是自我按摩。對消除疲勞而言，按摩是具有絕佳效果的方法。出差的疲勞與平日的工作相比，混雜著精神疲勞與肉體疲勞，非常複雜，而這些疲勞係以頭或後脖頸痠痛的方式表現出來。

自我按摩法如下：

①優閑地坐在床上，雙手的指尖抵在耳後，然後用力地按壓後頭部。這時，如果感到非常頭痛，或是有遲鈍的感覺，則表示非常疲勞。

②用單手的食指與中指用力按壓頭頂部。除了拇指以外，用其他四指從眉間開始通過頭頂部，按壓與後頭部中央的連結線。然後，再用拇指按壓由後頭部中央至耳後的髮際線。

③用雙手按壓左右太陽穴的部分，以畫圓的方式按摩。

按摩四、五次，就能夠消除疲勞。

到達出差目的地的飯店以後，利用三十分鐘的空閒時間，以及在工作告一段落，回到飯店以後，用晚餐前的時間淋浴，能使頭腦清晰，消除緊張，身心愉快。

但是，在冬天裡淋浴，有可能會感冒，因此必須充分注意。要在擦乾身體以後穿衣服，從飯店外出後，一定要注意保溫。

14・消除精神壓力

消除辦公桌疲勞的「背骨伸展法」

以前的工作，以肉體勞動為主。但是，現在由於OA機器等發達，利用身體的機會已經極端地減少了。

但是，終日坐在桌前，反而會感到疲勞，不只是姿勢優劣與否的問題。

根據心理學的實驗，單調的作業做了大約三十分鐘，就會使疲勞增加，會感到焦躁、打呵欠，產生睡意。換言之，單調的作業僅以三十分鐘為限。

終日坐著工作，精神會承受很大的壓力。同時，作業較多者，運動不足也是問題之一。處理事務工作的人，一天的必要能量，三十歲的男性為二千一百大卡。不過，根據最近的調查，國人的熱量攝取量，平均已經超過了所需的10％。再加上運動不足，對於擔心肥胖的人而言，當然要擔心肥胖的問題。

有此一例：一天走二十公里，進行超體力營業者，後來轉到只是坐著辦公的工作。由於本來是屬於發胖的體質，因此很快就變得很肥胖，僅僅兩個月褲子就穿不下了。

為了避免這種情形，最好是做可以站立進行的體操。

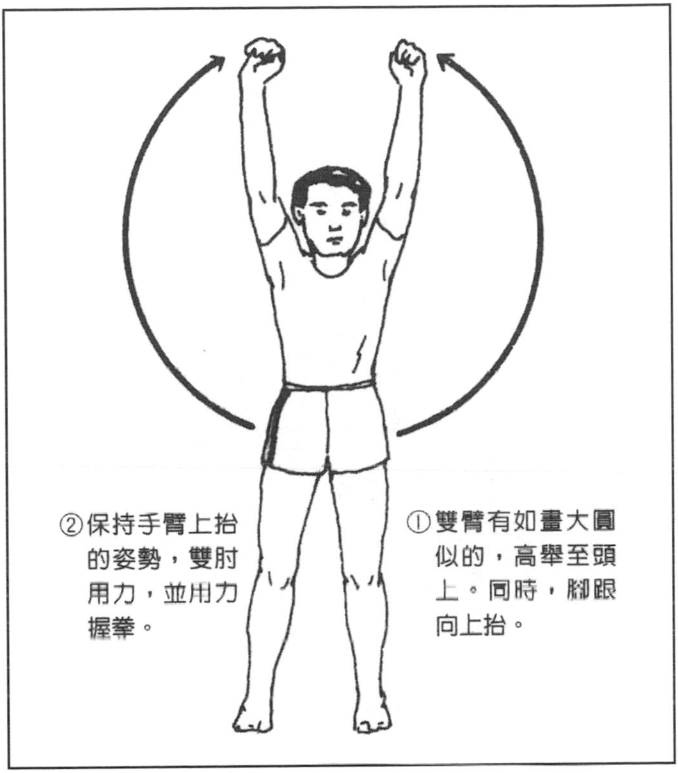
①雙臂有如畫大圓似的，高舉至頭上。同時，腳跟向上抬。
②保持手臂上抬的姿勢，雙肘用力，並用力握拳。

①雙腳張開如肩寬，雙手拇指置於中央，輕輕地握拳。保持這姿勢，呼吸二、三次，使氣息平靜。

②一邊用鼻子吸氣，一邊用雙臂有如畫大圓似的，上抬至頭上。同時，慢慢地抬起腳後跟。

③雙臂向上抬時，雙肘用力，朝上方伸直，用力握拳。

④保持這姿勢，過一陣子，覺得痛苦時，

用嘴巴吐氣。放鬆拳頭與手肘的力量，雙臂維持原狀，慢慢地放下腳跟。

③～④共計一次，重複做三十次以上。可是，有些人很難做到，所以剛開始的時候，先從五次做起，然後再慢慢增加次數。

此外，理想的作業姿勢是腹部輕輕用力，背肌緩慢地伸直，收下顎，腳稍微張開。膝蓋併攏，腳輕鬆地交疊，儘可能輕鬆地交疊雙腳。

如果保持相同的姿勢，但是背骨彎曲，對身體會不好，而且，一直交疊相同的腳，持續背骨彎曲的狀態，偏差會固定化，也是引起腰痛或胃、呼吸器官等疾病的原因。換言之，要先保持姿勢的正確，以防止疲勞。

但是，作業還是讓人覺得疲勞。因此，伸一伸背骨，做一做體操，就能消除疲勞，這方法並不困難。

①一邊的手臂由上方，另一邊的手臂由下方繞至背後，在背部的中央雙手牢牢地接合在一起。

②保持這姿勢從一數到三十，然後恢復原狀。

③換手臂做相同的動作。

由於要整理檔或計算，而終日坐在桌前的作業，是很少有機會與人說話的工作。

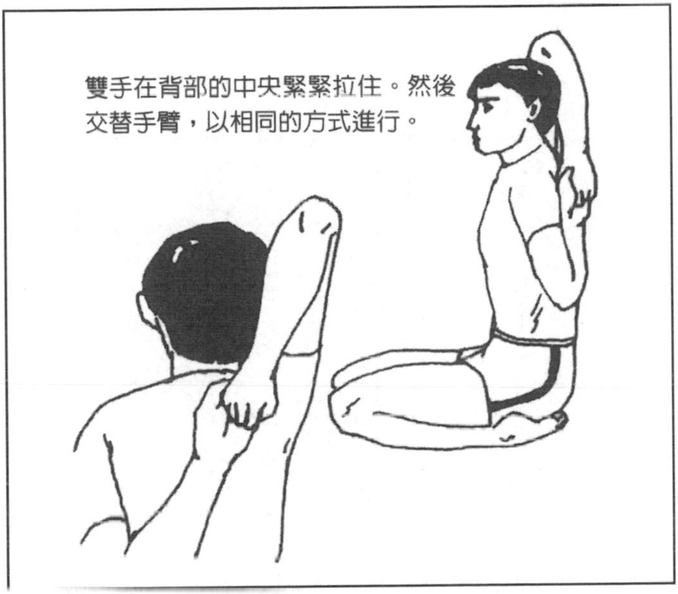
雙手在背部的中央緊緊拉住。然後
交替手臂，以相同的方式進行。

因此，容易積存精神壓力，這時，這方法非常有效。

此外，有時可以站起來，自己去倒一杯茶，也可以改變心情。總之，儘量避免長時間持續相同的姿勢。

以發想法而著名的糸川英夫航太工程博士，在搭乘新幹線時，儘可能走路，打一打電話，上上廁所，或是走到餐車去；明明可以拜託別人代勞的事，也不假手他人，藉此活動身體。

〔體型健康檢查④〕身材矮小的人

通常，身材矮小的人手足和手指看起來較短較粗，腰也較粗。這些人的內臟也較短較寬，腹內強壯。因此，情緒穩定，工作踏實，不會耽溺於遊樂，不容易罹患疾病。即使罹患疾病，也很快就會痊癒。

這一型的女性血液循環良好，豐滿，不容易罹患疾病，容易懷孕。雖然臉龐並不很美，但是看起來也很迷人，生活不會辛苦，能夠順利渡過難關。

有的人身材矮小，橫幅也很狹窄，頭和臉都很小，手足又短又細，連手指也很短。這類型的人內臟小而脆弱，因此難耐寒暑。由於內臟脆弱，所以情緒激動，動不動就會哭泣，受到驚嚇。一旦發怒時，根本不顧羞恥，容易飲酒亂性，性行為也非常粗暴。身材矮小，膽小而吝嗇。

此外，這類型的女性生理較少，不容易懷孕為其特徵，可能是因為內臟較小，較不強壯的緣故吧！

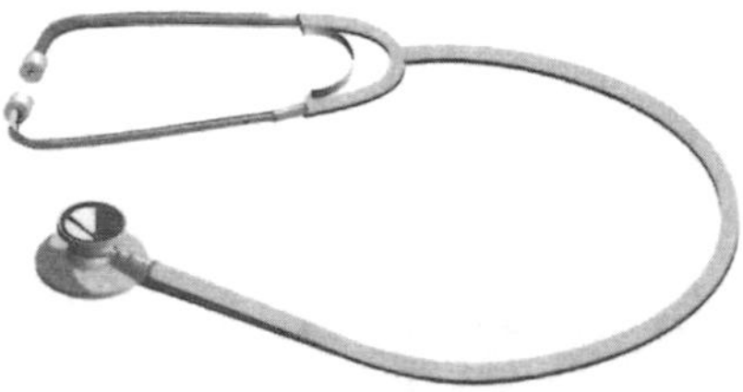

第四章

克服自卑

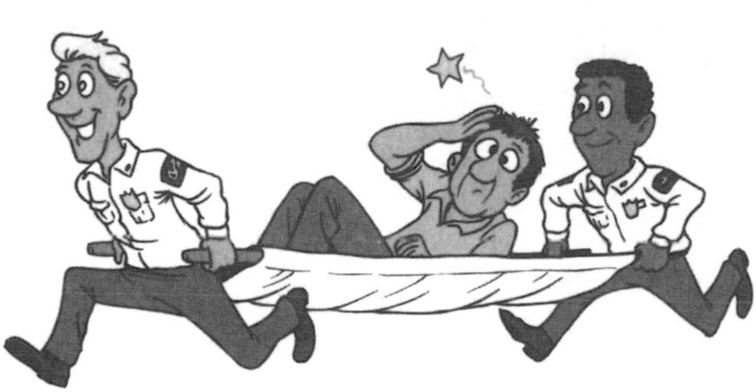

自然的生存方法「洗心術」

——用心治身體的病，用身體治心靈的煩惱

在實際生活中，人類有很多的煩惱，諸如懊惱自己不善言辭，或是羞於見陌生人，無法利用電話，與他人良好的溝通等等。

有的人不善於運動，有的人求學失敗，這都會成為心靈的「阻礙」，自卑感會不斷地擴大，成長。

看起來無憂無慮，能把塌下來的天當被子蓋的人，內心深處還是會有自卑感的存在。有的人雖然經常笑，每天好像快樂得很，也會有煩惱——「為什麼我不快樂呢？」因而感到煩惱，這實在是令人感到驚訝。

自卑感愈是去想，就愈加強烈，什至會做出奇怪的行動。經常為一些小事就會感到驕傲的人，實際上，內心深處都存著很深的自卑感。

例如：根本不諳滑雪，卻裝著精通此道似地，這麼做並不見得是正確的。即使不會滑雪，但是會打撞球，會唱卡拉ＯＫ，或是會寫書法，豈不是也很好嗎？

當你不知道或做不到的時候，就清楚地說「不知道」或「做不到」，心靈才會快樂，不必愛慕虛榮。可是，大多卻無法做到這一點，反而因自卑感而感到煩惱。頭腦的轉換，道家稱為「洗心術」，即清洗心靈。說是洗心術，也許各位並不了解。但是，請各位想一想，著名老子的「自然生活」的生活方式。

洗心術這種自然無為的想法，才是適合心靈的健康法。

人類只要不過著違反自然的生活方式，就不會產生心靈的煩惱，身體也不會罹患疾病。如果反其道而行，就會產生煩惱與疾病。

洗心術即——「用心靈治療身體的疾病，用身體治療心靈的煩惱」，所以「身心兼顧」，有了心靈，身體才能發揮作用。有了身體發揮作用，才能有健康的心靈。這並不是說話的魔術。實際上，透過治好身體，甚至連自卑感都消除的情形，非常多見。

本章就我個人的經驗與成果，教導各位消除自卑的方法。

1・治療臉紅症

去除消極的「心臟強化法」

在大型食品公司服務的N先生，自小就非常消極。由於是新商品銷售計畫的負責人，因此要發表銷售戰略與抱負。可在發表席上，竟因過度緊張而昏倒了。

不只是N先生，一般而言，過於消極的人都會有臉紅症的傾向。在人前說話，或是遇到自己心儀的人出現時，就會面紅耳赤，這就是臉紅症。極端的例子，甚至只是意識到他人的視線，就會臉紅。因此，與人見面是很痛苦的事情。

調查這些人，發現他們的心臟大多不好。心臟不好，並非表示心臟機能衰退。臉紅的時候，把手貼在心臟部位，會發現心臟噗通地跳個不停。非常緊張，因為些許小事就容易臉紅，所以也意味著容易受到刺激，心臟不好。這些人平日就必須要鍛鍊心臟，強化心臟才行。

可是，突然遇到他人，或是在會議中必須發言的時候，該怎麼辦才好呢？這時，一旦臉紅或沒有元氣，介紹各位立即消除的方法。這就是所謂的快速心臟強化法。

①雙手手掌充分搓揉，使其溫熱。

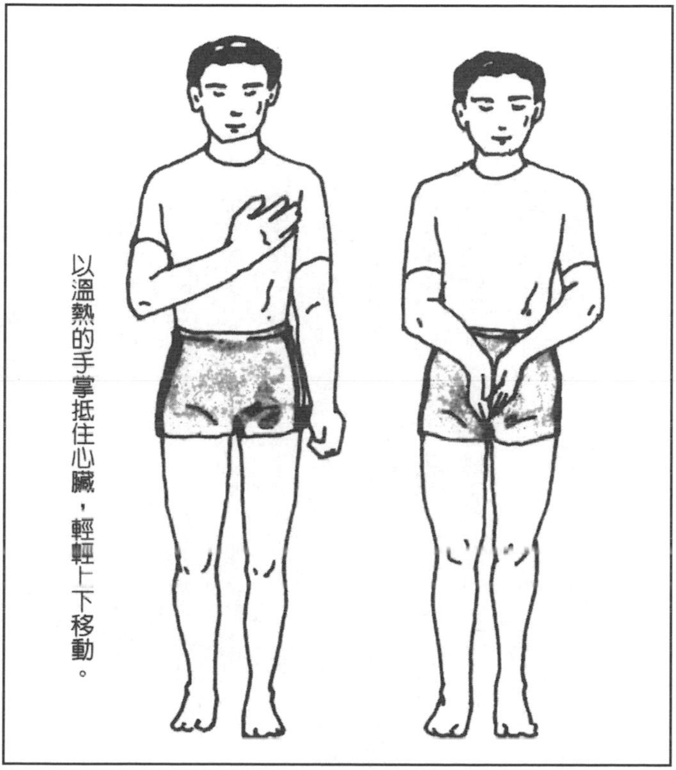

以溫熱的手掌抵住心臟，輕輕上下移動。

②用手掌貼在心臟，上下輕輕移動，摩擦三十次左右。

如此便能治療噗通噗通跳動的情形，使心臟恢復正常，去除臉部發紅的現象。當然，要進行心臟的摩擦，脫掉衣服，直接摩擦肌膚是最好的。但是，無法這麼做時，隔著衣服也可以。不過，儘可能脫掉上衣，讓手掌與胸部接近些，較具有效果。

2・消除急躁、嫉妒

因焦躁而吃虧的人可採用「臉頰摩擦法」

觀察急躁的人與易於嫉妒的人，可以發現這類型的人腮幫子緊繃。仔細想一想，在你周遭的急躁的人與易於嫉妒的人，可發現這些人十之八九都是這樣的吧！

腮幫子緊繃意味著邪骨（邪氣的集合體）附著在下顎。在這樣的狀態下，下顎就必須要用力。持續托腮，就能夠放鬆下顎的力量。

許多急躁或發牢騷的人都會說：「為什麼只有自己這麼倒楣，會遭遇到損失呢？」這種消極的想法也是原因之一。從旁人的眼光來看，這種嫉妒心就是導致發牢騷的根源。人類或多或少都會有嫉妒心，這是人之常情。但是，以嫉妒心來面對萬事萬物，就會造成壓力，而使身體狀況崩潰。腮幫子緊繃或喜歡發牢騷的人，請試試以下的方法。

①坐在地上或椅子上，輕輕閉上眼睛，充分摩擦手掌，使其溫熱。

②用右手手掌由右耳下方朝向中央的下顎前方，向下撫摸十八次。

③同樣的，以左手手掌從左耳下方朝下顎前方，向下撫摸十八次。

此法一天做三～六次。

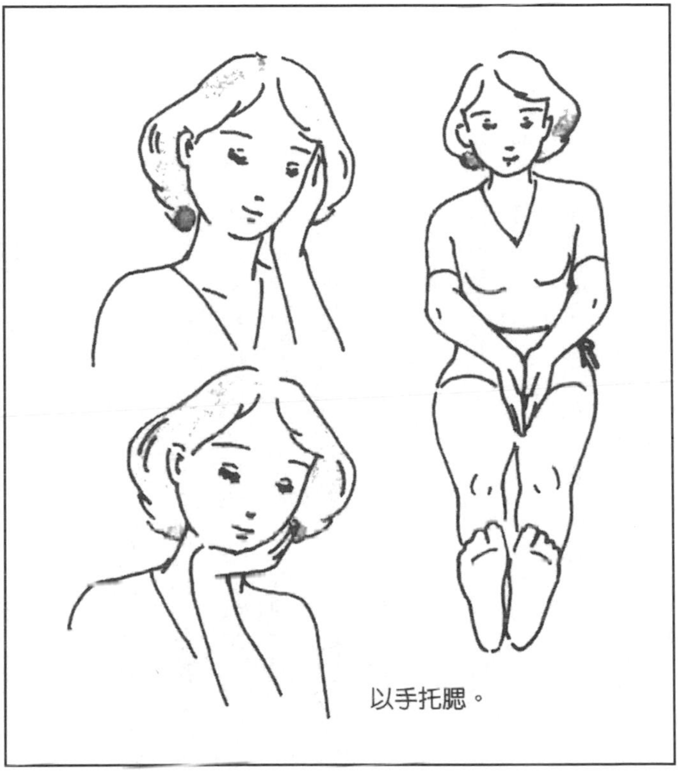

以手托腮。

過了一、二個月以後，腮幫子就能去除緊繃感，擁有溫柔的臉龐。這時，不再焦躁，也不會發牢騷。這樣，就能向嫉妒他人的生活說再見。當然，做起生意來也才有幹勁。

為什麼藉此能去除邪骨呢？骨是由血製造出來的。重複這個方法，利用氣使血乾淨，骨也能恢復自然。這就是改變身體就能改變心靈的最佳證明。

3・克服視線恐懼症

用「魔鏡」鍛鍊眼睛

有一人不敢接觸他人的視線，這一類型的人罹患了視線恐懼症。一般而言，這類型的人膽小，個性謹慎。如果無法改變這種性格，就無法治好這種疾病。

但是，為了改善性格的缺點，就要改善由性格的缺點所產生的身體的惡習。如果身體的惡習殘留著，就不可能輕易地克服性格的缺點。

有一位女學生，就是典型的視線恐懼症者。她到我這兒來的時候，三個月後預定要相親。她前來與我商量，說自己非常膽小，對於初次與人見面，或是第一次去的地方，都會感到害怕，不知應該如何是好。

她和我說話的時候，也是結結巴巴地，似乎不願意看著我的臉一般，一直低著頭說話，不斷地眨著眼睛。

由她的談話中得知，從小她就在父母親嚴格的調教下成長，只知道用功讀書，做這也不行，做那也不行，結果就造成她這種畏畏縮縮的性格。

我教她簡單克服視線恐懼症的方法，即：凝視鏡中的自己和洗眼的方法。

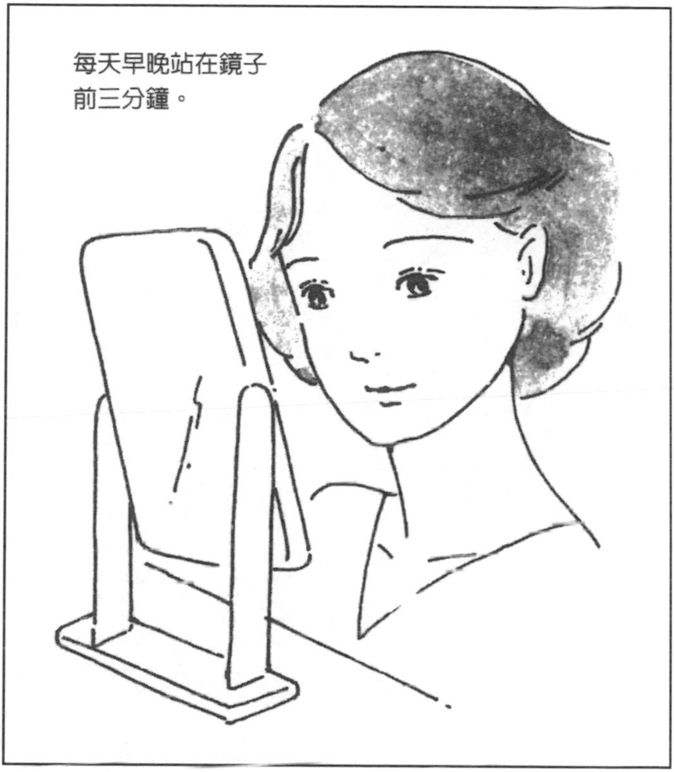

每天早上和晚上，各花三分鐘站在鏡子前面，仔細地凝視映在鏡中的臉。即使是無法看他人的人，相信一定能毫不畏懼地看著自己。要順利做到的祕訣，就在於先看自己的額頭，然後再看的眼睛。實行這方法十天以後，相信自己就能察覺到，見到客人以後，就不會再那麼痛苦了。

4・治好電話恐懼症

擊退膽怯的「喉嚨強化法」

對別人的要求，都不敢說「不」。每當交涉時無法清楚表明自己的要求，都照別人所說的去做。在電話中，別人只要以稍微強烈的語氣要求，就不知道該如何應對？

這種人非常多，結果因為膽怯，而一生招致損失。尤其是因為膽怯、小心而煩惱的人，都有一些特徵。一般而言，這些人喉嚨較弱。喉嚨較弱從外觀就可以看出來，喉嚨會出現數條細紋。一旦喉嚨較弱，聲音會缺乏氣力，不具有說服力。因此，甚至在人前無法說話，所以一定要先強化喉嚨，以便容易發出聲音，做法如下：

①盤腿而坐，輕輕閉上眼睛。

②左手手掌抵住脖子後方，通過喉嚨側面，到喉嚨的中央為止，輕輕用力撫摸。

③右手對相反側也以相同的方式進行，左右交互撫摸十八次以上。

④接著，下顎稍微向上抬，保持突出的姿勢。

⑤拇指與其他四指做成V字型，抵住下顎，沿著喉嚨到達頸部的根部為止。一直向下撫摸。雙手交互進行十八次以上，早晚各做一次。

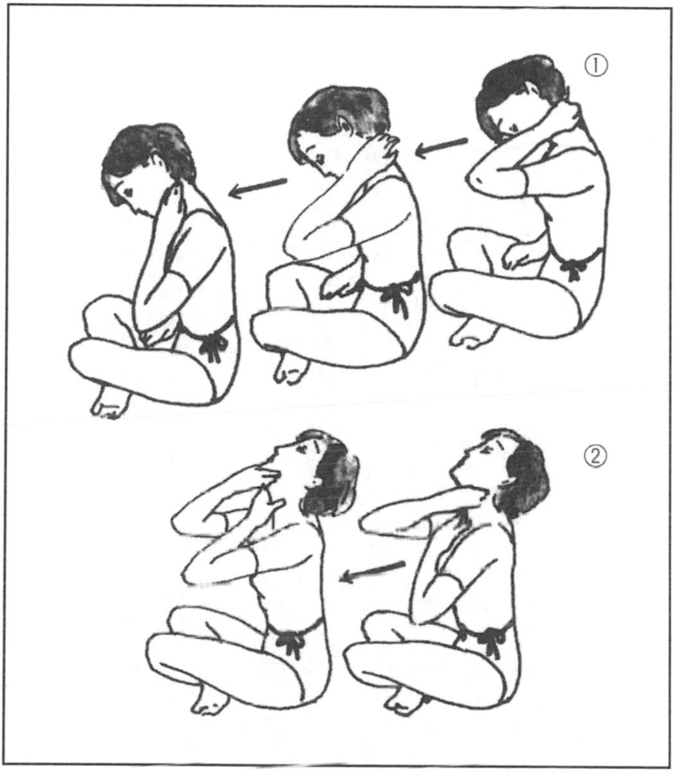

做這些動作時，喉嚨非常弱的人會有一些刺痛感。待喉嚨強壯以後，就會覺得好像有一根手杖通過此處似地，非常清爽，這表示喉嚨已經強壯了。如果覺得喉嚨非常刺痛，就暫時休息。不再出現這種現象時，才繼續做。自然地喉嚨就會覺得輕鬆，不會感到疲勞。同時，還具有不易罹患感冒的良好效果。

5・克服接待工作

獲得圓融性格的「落肩法」

要圓滿地完成生意，接待是不可或缺的。但是，在社會上，還有許多人不懂得交際應酬。這些人大多是欠缺融通，不具柔軟性的人，大多認為自己是正確的。但是，這種做法卻使自己嘗到了苦果。

有嚴肅的性格並非不好，只是不易與周圍的步調一致，因此自己也會產生不愉快的回憶，大多是以自我為主的嚴肅主義。

如果覺得工作不順利，或是和許多人產生摩擦，而造成困擾時，就必須檢討自己的態度是否過於強硬，而製造出這些痛苦，在人際關係方面產生痛苦。

這些人在生理上也有特徵，就是欠缺柔軟性的身體。簡而言之，即肩膀過於用力。有時候，想法過於深入，欠缺柔軟性，使身體變得硬梆梆地。

對於維持工作感到感痛苦的人，大多是屬於這一型的人。在此，建議這些人採用以下的方法：

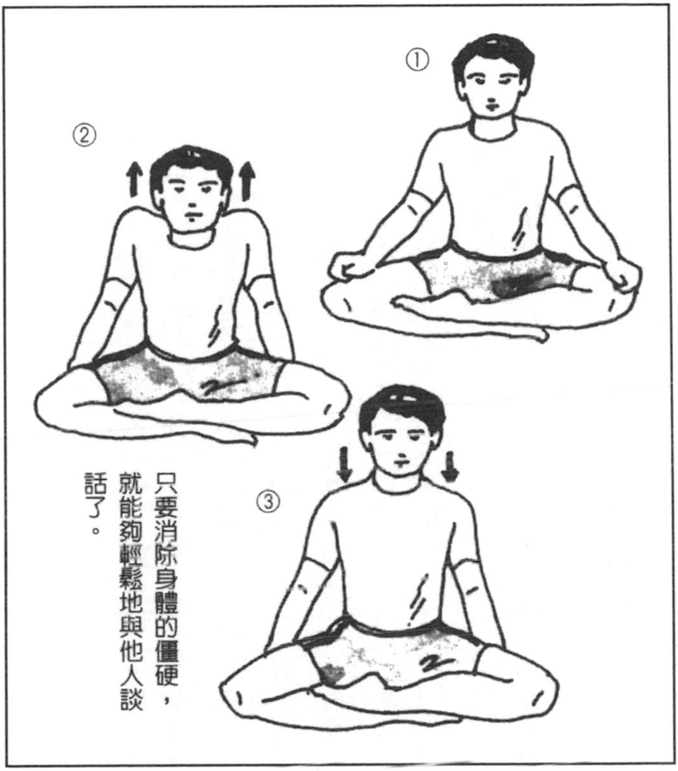
①
②
③
只要消除身體的僵硬，
就能夠輕鬆地與他人談
話了。

①盤腿而坐，輕輕閉上眼睛。

②由鼻子吸氣，同時有如脖子縮進去一般地抬高雙肩。

③感到呼吸痛苦之前，就放鬆肩膀的力量，突然往下落。

以上的一連串動作做九次，非常簡單，但是效果非常好。只要持續做一個月，就能夠輕鬆地與他人談話了。

6・消除口臭

預防牙周病的「拍口法」

口臭是很煩人的事。一旦注意到自己口臭，就會暗自認為——「別人一定會覺得很討厭」，因此就會儘量避免和他說話，而成為與他人交往時，喪失自信的原因。

尤其是女性，太在意這問題，會變得神經衰弱。某位OL自從男朋友對她說：「妳嘴巴有點臭，是不是吃得太多，而弄得腸胃不舒服呢？」結果，她非常在意這問題。

後來，對方與她約會或邀她去遊玩，她始終無法答應。見到對方時，也遠遠地和對方說話，最後兩人終於分手了。

口臭等口中的煩惱會形成壓力，對於一個人的生活也會造成不良影響。

口臭的原因大致分為兩種。

一個原因是食物的殘渣積存在牙齒，成為齒垢所造成的。這時，必須要去看牙醫，去除牙結石。

牙結石會引起牙周病。牙周病會在不知不覺中，由表面深入牙齦。健康的牙齦應該是美麗的粉紅色，但是待發現罹患牙周病以後，會察覺牙齦已經呈紫色了。

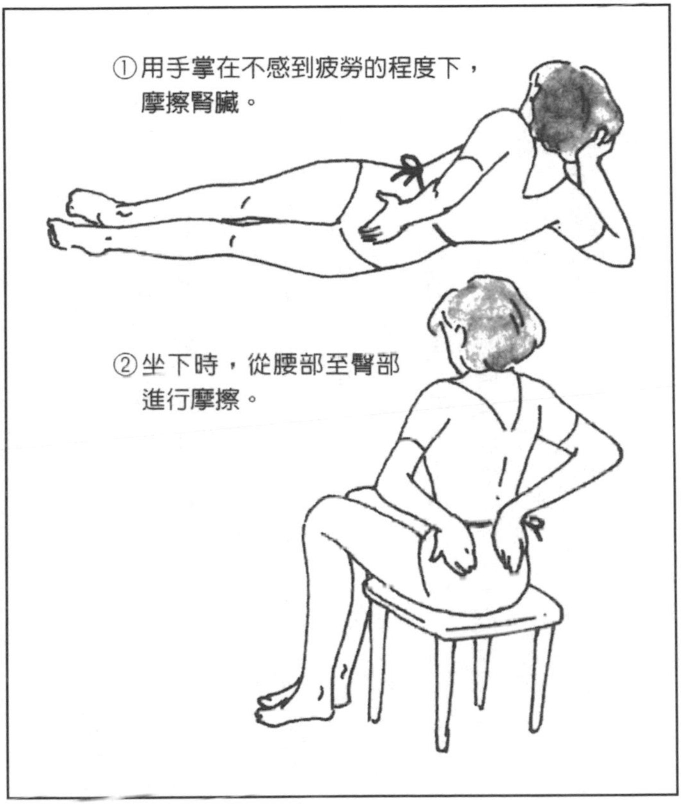
①用手掌在不感到疲勞的程度下，
摩擦腎臟。
②坐下時，從腰部至臀部
進行摩擦。

牙齦是平日難以處理的部分，因此也是容易老化的部分。牙周病就是這不易處理的部分產生病變。充滿腐化的膿，而產生疾病。最後，牙齦會腫脹，也會侵蝕到神經，而成為牙齒浮動的症狀。膿本身的臭味即使刷牙，口臭也無法消失，而成為口臭的原因。

更可怕的是，若放任不管，牙齦變得

孱弱，牙齒容易鬆動，會開始掉落。症狀惡化時，在鬆動牙齒的周圍的骨骼，都會受損。

另一原因是來自內臟的問題，腎臟不好的人所發出的口臭，會使聞者想要暫時停止呼吸。肝臟不好時，會形成有如肉腐爛的臭味。最大的問題在於腎臟。要消除口臭，就必須要使腎臟功能活絡起來。做法如下：

①側躺進行

輕輕閉上眼睛，利用雙手手掌輕輕貼在背部兩個腎臟的位置，從背部經臀部的方向，在肌膚上稍微用力地摩擦。

②坐著進行

與①一樣，坐在椅子上，摩擦兩邊的腎臟。在工作場所無法躺著進行時，可以採用這個方法。這時，也要自行摩擦肌膚，在萬不得已的情況下，只好隔著襯衫進行。不過，時間要比①更多方可。

如果只是輕微的口臭，只要利用這方法，情況就會好轉。但是，如果同時能實行強化口周圍的拍打法，就更具有效果了。如此一來，就能預防牙周病，其做法如下：

①手指併攏，輕輕拍打口的周圍。拍打的強度稍強一些，若感到疼痛，就要配合症

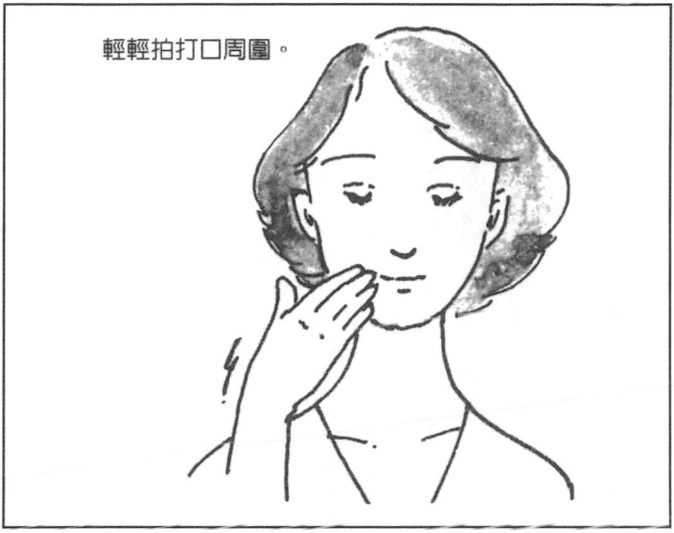

狀進行調整。

②仔細拍打口的周圍，至少實行三週，一天分早、午、晚實行三次。

這時，因人而異，可能會伴隨著血或膿出現。要忍耐持續下去，過使了三週以後，即使症狀非常嚴重，也能夠抑制症狀。而且，牙齦的顏色會完全不同，變得非常美麗。

此外，口臭也可能是胃所造成的。

這時的先決條件就是要先強化胃，請參照胃強化法來進行。

只要口臭得以消除，心情就會開朗。原本疏離的人際關係，也能積極地建立。

相信一切發展都會朝好的方向進行。

7・狐臭的對策

利用腋下呼吸排出邪氣

狐臭對當事人而言，是很嚴重的問題。

狐臭在不知不覺中，會做出增長狐臭的行為，光從洗澡就可以窺知二一。健康的人在清洗腋下時，會抬起手臂來清洗；而狐臭者在清洗時，只是把另一隻手伸入手臂與身體的縫隙，不抬起手臂來洗。這可能是在意自己的狐臭，卻會使狐臭的症狀惡化。

為什麼呢？因為狐臭是由於邪氣積存所致。如果不大大地張開發生邪氣的腋下，只會增加邪氣的積存，所以一定要去除邪氣。在此，為各位介紹簡單的方法。

①保持直立的姿勢，雙手在身體的前方交疊，手掌朝上。

②手掌朝外翻，並抬起手臂，一邊抬起，口中一邊吐氣。

③手儘可能抬高，凝視著手臂。

④吐氣結束以後，閉口，手回到①的位置。

如此便能使腋下呼吸，較容易排出邪氣。

在參加某年夏天的健康講習會時，其中有一位給人消極感的女性參加。不論站著或

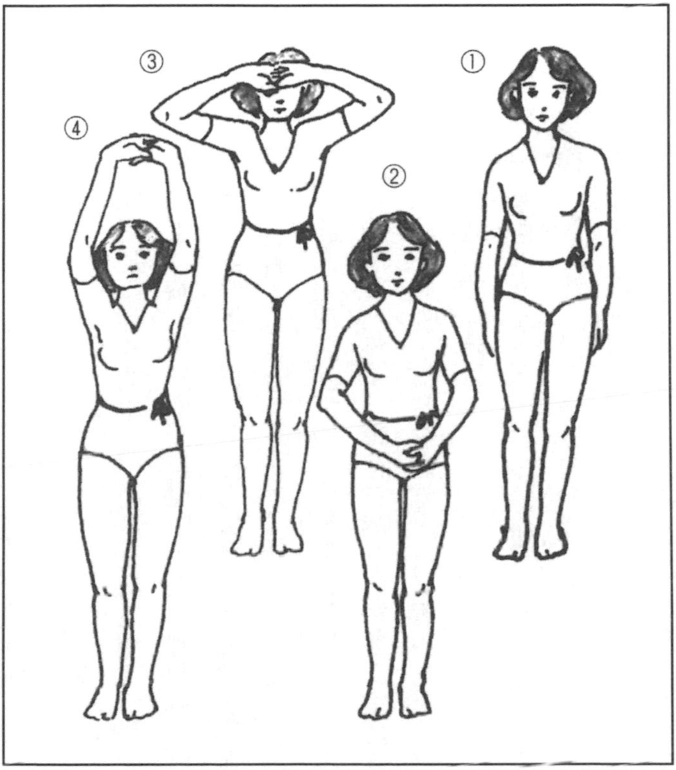

坐著的時候，總是縮著身體，就好像一直在對別人說「抱歉」似的。後來，才知道原來她在中學時，朋友說她有狐臭，所以她就養成了不抬起手臂的習慣了。

自從我教導她腋下呼吸的方法以後，大約兩個月之後，她就變得非常開朗。當然，這是因為狐臭治好了，動作也變得輕鬆的緣故。

8・消除面皰

早晚三次的「壓肩呼吸法」

有人說，面皰是年輕人的象徵，而最近的風潮，卻是面皰成為煩惱的根源之一。在適合國中、高中生　讀的雜誌協談專欄中，經常刊載著治療面皰的方法或預防方法。

面皰是為了排除身體內的邪氣而形成的。年輕時，排泄力強，只會長面皰。可是，隨著年歲漸長，面皰無法出現，因此，體內的邪氣會以肩膀痠痛或腰痛的形式表現出來。換言之，不論面皰或肩膀痠痛，原因都在於邪氣，出現的方式則因年齡而不同。

這時，所指的體內邪氣，即積存在腸內的宿便。宿便會產生毒素。如果是年輕人，會以面皰的形態釋出體外。這時的面皰，就是體內的排泄物變形而來的，為了把毒素排出體外，這是最適當的消除法。

因此，不要使用瀉藥排出宿便。要儘早排出宿便，最好的方法就是實行按腹的方法。只要實行這個方法，通常一週內就能正常地排便，而面皰也能配合正常排便的步調消失，擁有年輕的肌膚。

為了消除面皰，採取去除宿便的根本對策是最好的。接著，為各位介紹能合併進

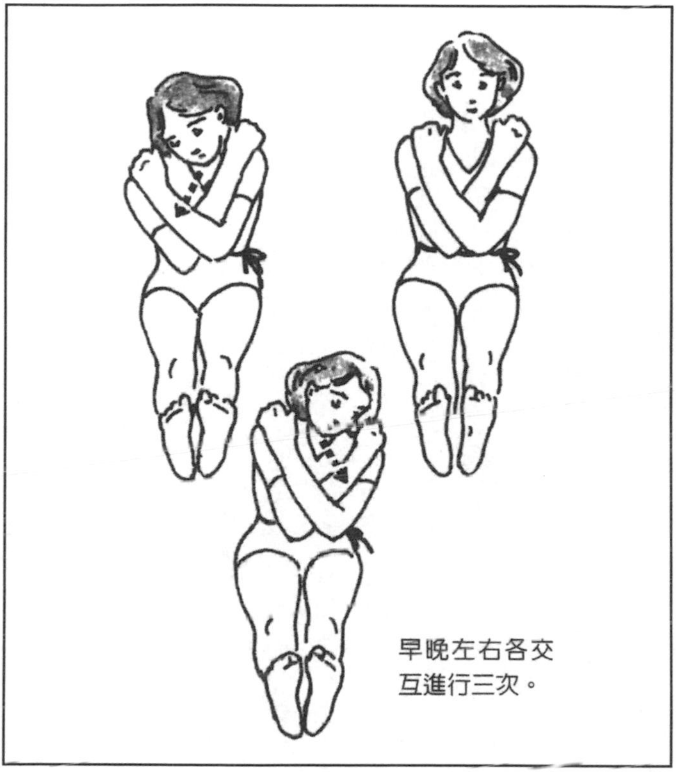

行，提高效果的方法。

①雙手伸直，坐下，雙臂交叉，壓肩。

②保持這姿勢，邊吐氣身體邊朝右斜方傾倒。

③吐氣結束，恢復原狀，反過來，再朝左斜方傾倒。

這動作左右各交互進行三次，早晚進行。二天以後，面皰應該就會消失。

9・不安、膽怯煙消雲散

初次面也不會在意的方法

最近，不安與膽怯的新職員增加了。一旦感到不安，每天的生活都過得不快樂，同時生意也進展得不順利。

在這種情況下，就會非常擔心。即使事情的發展順利，也會認為——「不知道這件事是否會失敗」、「這麼做到底對不對呢」，而感到猶疑不決，甚至會認為——「一定不行的」、「我沒有能力」，負面的思想一直盤旋在腦海中。

即使早上起來時，也會想到——「今天真的不想去上班」、「今天不想去上學」，甚至不願意見到他人，對自己的行動感到不安。

要消除不安，必須利用強化心臟的心臟活化法。強化心臟就是有了萬一時，不會出現心悸等狀態。換言之，能鎮定心臟過於迅速跳動，藉此消除不安感。

那麼，當不安感侵襲的時候，可以實行這方法，早晚進行訓練，有助於預防心臟病或心臟的變化。方法如下：

①仰躺，閉上眼睛，調整呼吸。

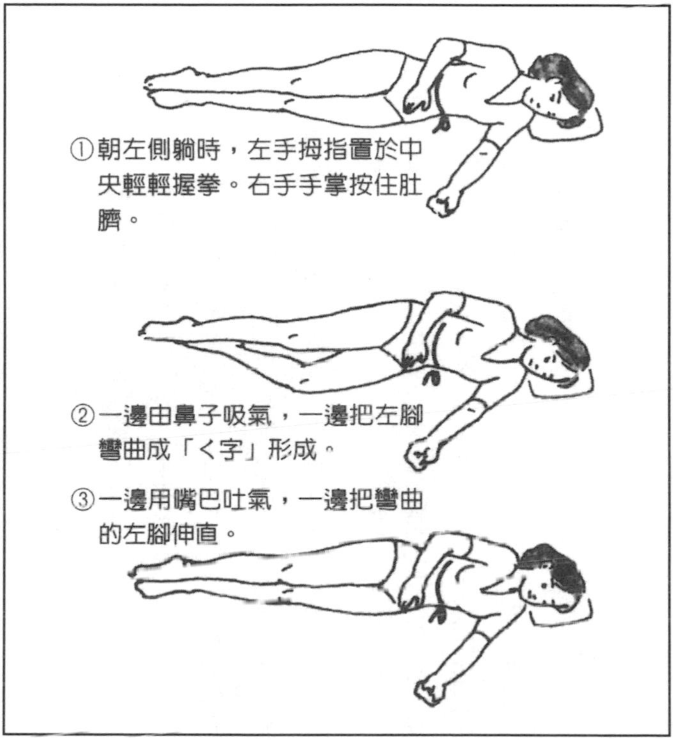
①朝左側躺時，左手拇指置於中央輕輕握拳。右手手掌按住肚臍。
②一邊由鼻子吸氣，一邊把左腳彎曲成「く字」形成。
③一邊用嘴巴吐氣，一邊把彎曲的左腳伸直。

②左側朝下，左手拇指置於中央，輕輕握拳，右手手掌按住肚臍。

③保持這狀態，一邊由鼻子慢慢地吸氣，一邊把左腳彎曲成「く字」形。

④在感到痛苦以前停止呼吸，然後用嘴巴吐氣，把彎曲的左腳伸直，以上的動作重複三次。

⑤改變身體的方向，右側朝下側躺，以相反側的手腳進行與②～④相同的動作，重複三次。

〔體型健康檢查❺〕身材高大的人

與他人相比，身材特別高大的人，頭和臉都非常大，胸膛寬闊，軀幹較長，腳也長。這類型人的特徵是，內臟為扁圓型。

心臟較大，偏離正常的位置，肺往上吊，腎臟朝下。肝臟傾斜，胃較大，膽囊也傾斜。此外，膀胱很大，大腸很長，因而整體的內臟非常脆弱。

這類型的人由於胃或腸的容許量較大，因此在飲食方面沒有節制。甫吃完午餐，可能又大口嚼著漢堡。吃宵夜時，也是任意地大吃大喝，性格較為放蕩。當然，也較容易引起疾病。

內臟的情況反映在性格上，生活沒有節制，好玩，喜歡豪華奢侈的生活。

不喜歡工作，但是又喜歡站在他人之上，支配他人。對於年長者卑躬屈膝，輕視地位比自己低下者。雖然會對他人擺出一副好臉色，但是內心並不誠實，漸漸地會喪失人氣，不受他人歡迎，因此必須注意。

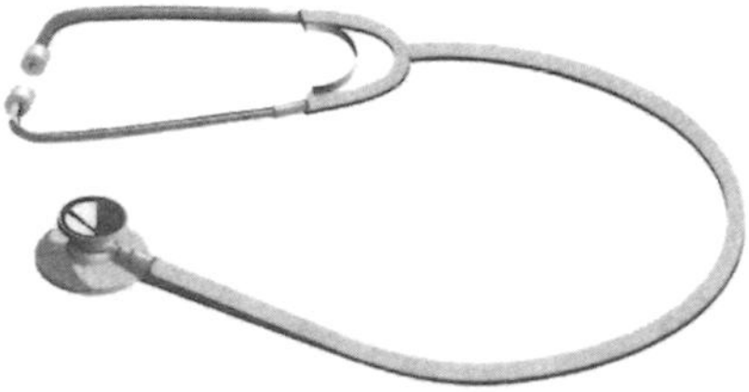

第五章

創造「美麗身體」的祕訣

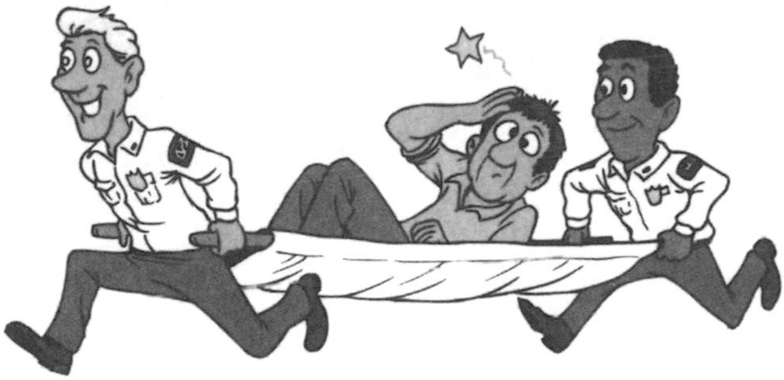

去除身體的污濁，任何人都會變得美麗

——利用氣的力量製造「美麗」

原本人類若不去除身體的汙濁，都是會罹患疾病的。同理，皮膚也應該維持健康才會顯得美麗。但是，隨著年齡的增長，會長面皰，原因就在於便秘。一旦便秘消除了，面皰也就會跟著消失了。

穿著高貴的服飾，浪費昂貴的金錢化妝，佩帶寶石，這些外在的美並不是真正的美，並不具有真正的價值。

真正的美應該是由身體的內側表現出來的，因此必須去除身體的汙濁。任何人在去除身體的汙濁以後，都會變得美麗。身體的健康才是美麗的泉源。換言之，健康與美麗是一體的，是密不可分的。

本來人類就是美麗的，而美麗的受損，是不健康所造成的。因此，只要恢復真正的健康，就能夠變得美麗，為各位介紹能夠產生美麗的「氣健康術」。

請考慮一下你對自己的身體的態度。

外出回家時，有很多人會洗手或洗臉。也許，更仔細的人還會洗腳。

早上起床時，也有很多人會洗手、洗臉和刷牙。但是，沒有人會洗眼或洗鼻吧！相信也沒有人會去擦拭容易有污垢積存的後脖頸，而幾乎沒有人會注意到腋下或腳底吧！

由此可知，妳對自己的身體必須保持健康部分，在骯髒的時候卻放任不管。

但是，這些部分卻是容易積存汙氣的部分。看一看，為什麼襯衫的衣領只穿一天就髒了。外出一天，為什麼鼻孔會汙黑呢？為什麼脫掉襪子以後，腳底還是濕濕黏黏的，產生難聞的氣味呢？這是因為這些部位是汀氣容易積存的部位所致。

每一天的生活中，我都會清潔這些容易被人忽略的身體部位。告訴各位，這才是能夠創造健康美麗身體的祕訣，本章就為各位敘述一件創造美麗身體的技巧吧！

1・美肌

恢復青春的祕法——「貓洗臉」

某些週刊雜誌刊出了受人歡迎的女演員的彩色照片。她的肌膚非常乾燥，結果令影迷感到很失望。美麗的女人卻沒有擁有美麗的肌膚，一切都徒勞無功。只要擁有美麗的肌膚，化起妝來，就會出落得愈加美麗動人。

所謂美肌，擁有怎樣的肌膚呢？美肌必須具備以下四項條件：

①潤澤；②彈力；③色澤；④健康與強壯。

具備上述四項條件，才算是美肌。

皮膚乾燥，就表示身體已經不再年輕了。即使使用多種乳液與美容品，也無法恢復肌膚的美麗。使用某種藥物，也許當時能使肌膚恢復良好的狀況。但是，一旦停止藥物的使用以後，可能情況比以前更嚴重。這是因為只把護理的重點集中在皮膚，也就是表面的緣故。為什麼皮膚的年輕會消失？應該如何恢復皮膚的年輕呢？這一定要從了解根本的護理方法做起。

要使肌膚具有良好的上妝效果，就必須要充分了解這一點。東洋醫學注重「氣、

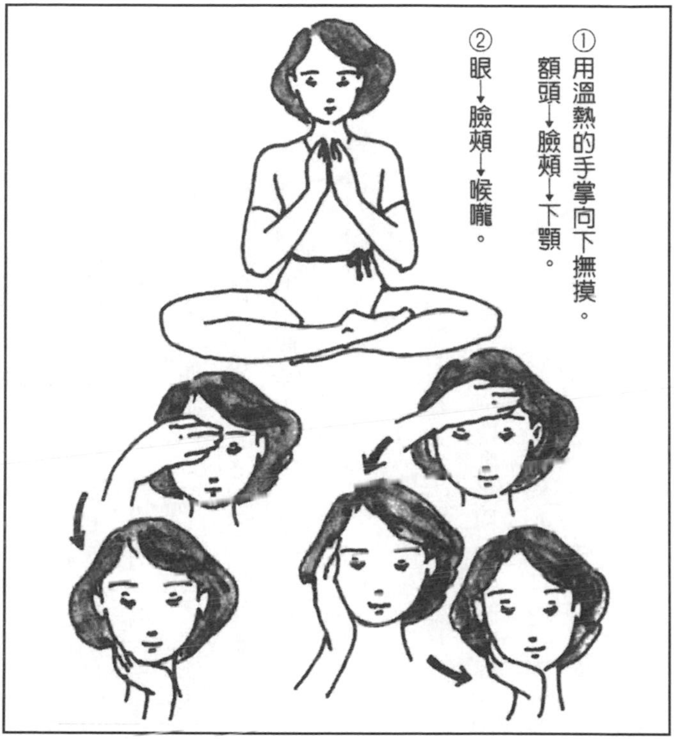
①用溫熱的手掌向下撫摸。
額頭→臉頰→下顎。
②眼→臉頰→喉嚨。

血、水」三要素。了解這三要素，才是了解恢復青春祕法不可或缺的要件。

〈氣、血、水三要素〉

所謂「氣」，是空氣的。不過，不只是空氣的氧而已，不只是空氣或氧而已，就像「元氣」、「活氣」、「氣力」的表現一樣，是活生生的能量。氣在體內與血合為一體，發揮維持健康的基本作用。因此，氣生病就表示體內崩潰。

所謂「血」即血液，「水」即淋巴液。血的異常會導致各種疾病，其代表性的疾病就是肌膚色澤不良，是由於某種原因，血液產生變異而造成的。

不過，老舊骯髒的血稱為瘀血，會造成許多不良的影響。也可以說疾病的瘀血是由於邪氣所致。因此，不可讓瘀血停留在體內，這一點非常重要。如果有瘀血出現，也必須迅速將之排泄至體外，而使體內良好。當然，肌膚也才能產生色澤和潤澤。

要使全身的血液循環良好，就必須不斷地活動身體。同時，對於沒有光澤的肌膚給予活性，加諸刺激，也能夠預防老化，隨時擁有年輕的肌膚。

〈有空就摸一摸臉〉

在此，為各位介紹最簡單有效的方法，那就是用手掌摸一摸臉。這是我建議臉紅的人採用的美肌法。有空的話，只要儘量摸一摸臉，就能夠產生美肌。

實際上，長年這麼做的女性，肌膚似乎不會隨著年齡老化，具有彈力，非常美麗。因此，大多看起來比實際年齡更加年輕。做法如下：

①充分摩擦手掌，使其溫熱。用手掌撫摸一邊的臉，沿著額頭↓臉頰↓下顎的順序，往下撫摸十八次。

②按照眼→臉頰→喉嚨的順序，一路往下撫摸十八次。

另外，也以相同的方式撫摸另一邊的臉。而且，從眼睛摸向臉頰的時候，力道不要太強，以免使眼睛下垂。抵住眼睛的手掌，有時移到側面一般地撫摸。只要輕輕地撫摸臉頰就可以了。

不只是臉，在手乾燥的時候，手掌也必須充分摩擦數次，然後揉捏每一根手指，漸漸地就能使乾燥的肌膚恢復光澤。

各位務必要實際感受一下，用手抵住臉，能產生多大的效果。手掌能放射出強力的氣，就有人利用手掌的觸摸，而使疾病痊癒。一些著名的美容沙龍，除了最尖端的機械以外，同時也必須利用手掌進行按摩，手掌的按摩效果由此可見了。

為了治療手部的乾燥，就有必要仔細地揉捏每一根手指，用手掌把乾燥的部分摩擦好幾次。如果在塗抹護手液的時候也這麼做，就會有一石二鳥的作用。

2・斑點・膚色發黑

使肌膚白皙的「酒洗臉法」

接著，為因為斑點和肌膚發黑的人介紹一些技巧。

不論什麼方法，都無法防止肌膚的老化。眼尾會出現斑點，而斑點會擴大，以致整張臉失去光澤。即使化妝，也覺得很難看。也許因而認為：「啊！年輕的肌膚不再。」但是，配合自己的年齡，重新拾回美麗的肌膚是可能的，那就是使肌膚白晰的方法：

①在放入熱水的洗臉盆中，倒入50 cc日本清酒，與溫水充分混合。

②在洗臉盆中，用雙手手掌仔細摩擦臉。

③用水打濕臉，仔細摩擦十次。

④然後，照鏡子揉捏臉部有斑點和黑色的部分，直到不再感到疼痛的程度為止。一邊浸泡洗臉水，一邊重複這動作數次。

⑤與③一樣，用雙手手掌摩擦臉。

實行這方法以後，任何人都能擁有白晰皮膚。持續十天，身邊的人都會問：「妳是怎麼回事？」擁有美麗的肌膚，令人稱羨。皮膚本身也具活性化，生氣蓬勃。

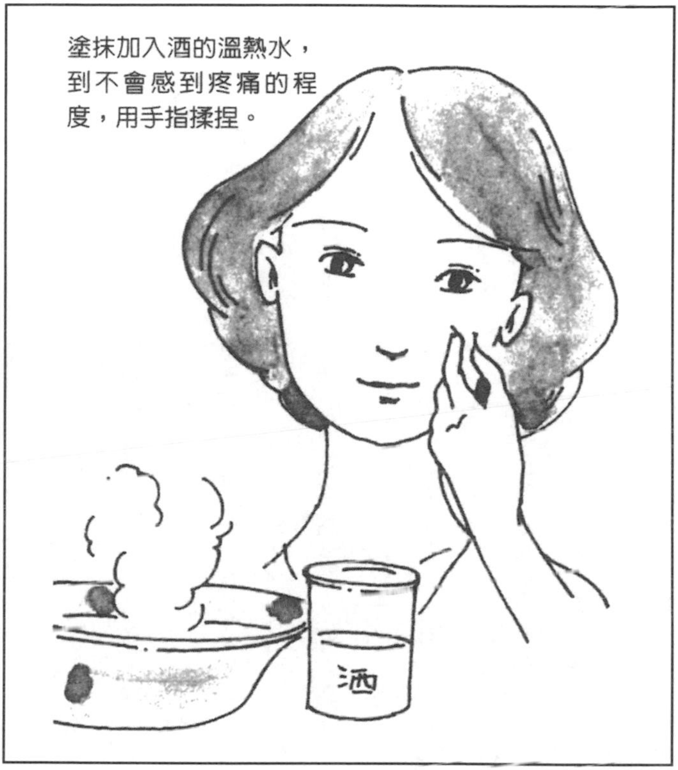
塗抹加入酒的溫熱水，
到不會感到疼痛的程
度，用手指揉捏。
酒

不間斷地實行，即使到了六、七十歲，也富有魅力。有人因為皮膚病，不適合這方法，就必須立刻停止。

此外，如果持續了四、五天後長出膿皰，就必須立刻停止，待痤瘡痊癒以後再進行。這就證明酒是通過氣穴，使積存在體內的毒素排泄，因此不必感到擔心。

3・生理不順

緩和生理痛的「划船運動」

女性的生理痛是男性所無法想像的，有著各種不同的疼痛情形。由於程度不同，因此，不能一概而論。生理期會與女性交往三十年以上。對女性而言，也是健康的一大指標。當女性求醫時，醫生首先問的就是生理狀態。如果生理週期正常，不會產生任何疼痛或不快感，就是健康的證明。反之，若疼痛度過強，或焦躁的情形非常嚴重，生理週期經常紊亂，就表示身體某處出現異常的現象。經常會有女性說：「以前都很正常，但是最近變紊亂了。」這就表示出現新的異常症狀的訊號。

女性的身體超乎我們的想像，非常複雜，些許的異常就是冰山一角，也許是大型疾病的一部分，這種情況並不少。因此，異常的情形持續出現，或是情況非常嚴重時，一定要接受專門醫師的診斷。不過，在此還是要為各位介紹，由於生理的紊亂，而產生的各種副作用，例如：生理痛、腰痛、肩膀痠痛的治療方法。

每天早上一次，實行62頁所介紹的按腹法。生理不順大多會伴隨著便秘出現。利用按腹的方法，使子宮或卵巢周圍的氣血流通，大部分的生理不順就能夠治得好。

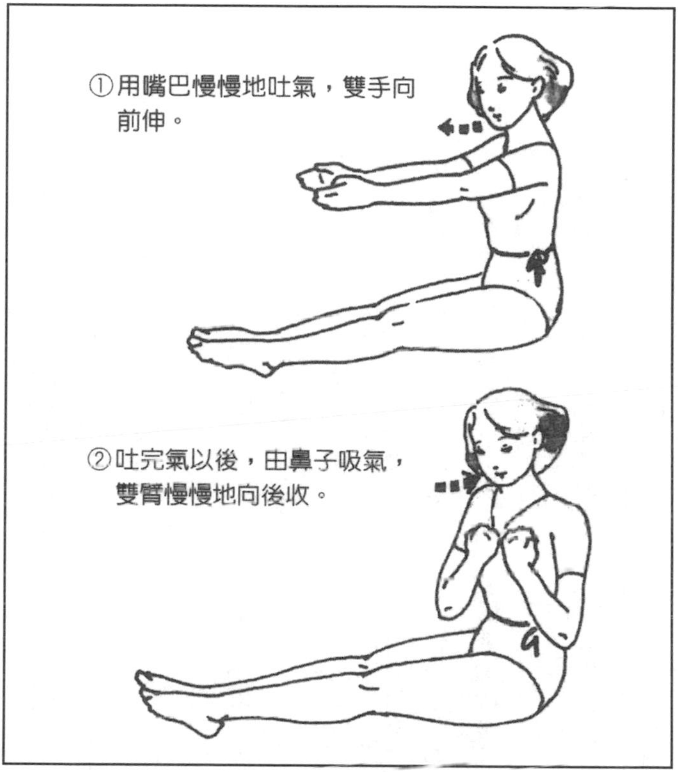
①用嘴巴慢慢地吐氣，雙手向前伸。
②吐完氣以後，由鼻子吸氣，雙臂慢慢地向後收。

〈問題可能在於下半身的寒冷〉

因人而異，有的人僅僅是靠按腹法，並無法治好。這時，可以做以下的划船運動。

①雙腳朝前伸直，坐下，一邊用嘴巴慢慢地吐出汙濁的體內氣。吐氣時，雙手慢慢地伸向前方。

②吐氣以後，由鼻子慢慢地吸入空氣，雙臂慢慢地向後拉。在感

到痛苦之前，一邊吐氣，一邊慢慢地伸直雙手。

這動作重要進行三次，儘可能緩慢進行，才能夠提高效果。配合按腹的動作，一天進行一次，實行一週較好。這麼一來，就能消除生理不順，也能夠減輕生理痛。

為了使體內有新鮮的氣進入，在天氣好的時候，上午儘可能挑選空氣清新的場所進行。但是，在生理期間，不可以進行。生理期中，儘可能不要過度活動身體。因生理痛而感到煩惱的人，最好是在生理期開始之前，做這動作來預防。

但是，生理痛或生理不順等女性生理的煩惱，有時原因是在於下半身的寒冷。下半身寒冷，致使骨盤內的血液循環不暢，子宮或卵巢的功能喪失活性。許多生理不順的人或生理痛或激烈的人，就必須要溫熱下半身。在此，建議各位的，就是充分活動股關節。股關節的周圍集中了許多血管。因此，股關節運動就能刺激有些血管，使血液循環旺盛。

另一理由就是，與股關節相連的肌肉，有許多與內臟功能有關的經絡通過。由這意義來看，活動股關節，也能把刺激傳達至經絡，提升內臟的作用。

在此，為各位介紹具體的運動法。

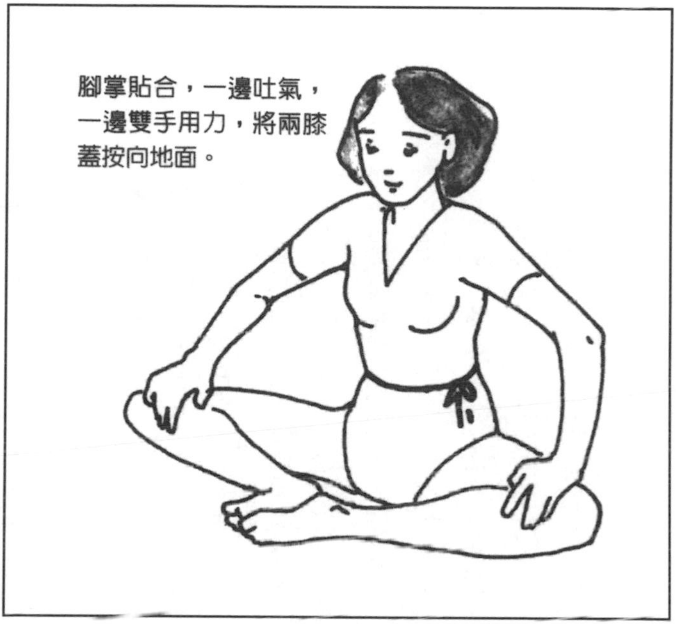
腳掌貼合，一邊吐氣，
一邊雙手用力，將兩膝
蓋按向地面。

①盤腿坐在地上，雙腳腳掌貼合。這時，儘可能坐在鏡子前面進行，才能保持正確的姿勢。

②雙手置於雙膝上，一邊吐氣，一邊慢慢地雙手用力，儘可能按摩兩膝，使其貼近地面。

這動作做四～五次，能夠擴張骨盤，使血液循環順暢，去除生理痛。

但是，如果有一邊的膝蓋無法貼到地面，向上抬起的話，這就是鼠蹊部（大腿根部）僵硬的證明。

這時，在泡澡的時候，要躺在浴缸裡，揉捏僵硬的鼠蹊部十～二十次。

4・更年期障礙

隨時保持年輕的「恢復年經體操」

許多女性會問我：「要如何保持年輕的肌膚？」女性想要「保持年輕的肌膚」，想要恢復年輕，就必須要從防止生理的衰弱與防止老化這二方面來進行。

要保持肌膚的年輕，首先要採取臉按摩法。

一旦女性生理不順或生理異常時，應該要排出體外的血無法排出，體內就會積存含有邪氣的血。

汙濁的血是造成肌膚煩惱與老化的原因。而且，也會提早更年期障礙的到來。

我常接到的報告如下：開始出現更年期障礙的女性，做恢復青春的體操以後，出血量會暫時增加。甚至已經停經的女性，也會暫時出現出血的現象。

不論是哪一種情況，都是體內停滯的邪氣，以經血的方式排泄出來，所以不需要擔心。同時，合併去除體內瘀血，使血液淨化的方法，就能夠使全身恢復年輕，肌膚不再汙濁，就能夠成為擁有美麗肌膚的美人。方法如下：

①盤腿而坐。

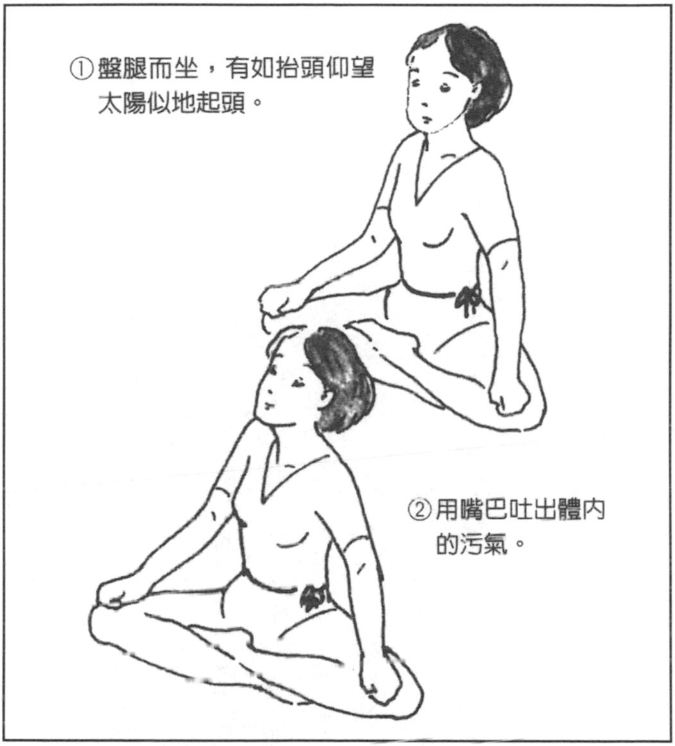
①盤腿而坐，有如抬頭仰望
太陽似地起頭。
②用嘴巴吐出體內
的污氣。

②統一意識，伸直腰，有如仰望太陽似地仰起頭。

③慢慢地用嘴巴吐出體內的汙氣。

這動作為一次，共進行六～九次。

利用這些方法，使積存在體內的汙血排泄掉，肌膚就能充滿光澤、彈力，重新恢復年輕的身體。

不只是女性可以做這體操，男性也可以積極地做，能產生意想不到的效果。

5・寒冷症

流傳久遠的「溫足法」

一而冬天時，手腳冷得睡不著；到了夏天時，有的人還是必須穿著厚厚的襪子，這就是所謂的「寒冷症」，以女性佔壓倒性的多數。

女性的皮下脂肪比男性多，但是何以女性會罹患寒冷症狀、的確令人感到不可思議。不過，皮下脂肪並不是隔熱材，皮下脂肪的有無與寒冷症無關。寒冷症的成因是由於荷爾蒙的關係或運動不足所造成的，也有研究顯示，是自律神經的異常所造成的。

通常，寒冷症者在夏天攝取過多冰冷的食物。因此，從秋天到冬天，使身體發冷，冬天無法去除寒冷。由水分所引起的寒冷症，是最主要的原因。在秋天來臨，天氣開始寒冷時，穿著厚厚的衣服，或是提升屋內的溫度，但卻由於身體內部發冷，而出現無法去除寒冷的現象。

要治療寒冷症，以下的方法非常有效。這是從日本江戶時代就流傳下來的腰湯法。

①在水桶或臉盆裡倒入溫水，雙腳放入其中。然後，再少量注入熱水，一直倒到溫度燙得難以忍受的地步為止。

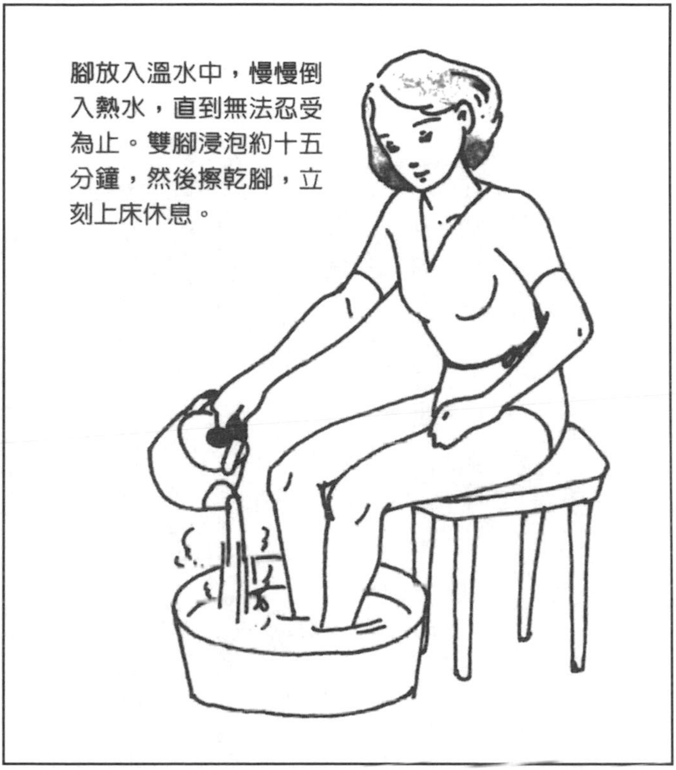
腳放入溫水中，慢慢倒入熱水，直到無法忍受為止。雙腳浸泡約十五分鐘，然後擦乾腳，立刻上床休息。

②腳浸泡於這水溫內十五分鐘，再仔細擦乾雙腳上床。

每天晚上睡前泡腳十五分鐘，要能夠充分溫暖。然後，仔細擦乾腳，以免因為趾間未乾的水分，而使溫熱的腳又變冷了。

採用這腰湯法上床之後，睡到半夜可能全身會發汗。這時，用乾毛巾把汗擦乾，然後更換內衣。

6・腹部脂肪

去除腹部贅肉的「立膝法」

一談到「太胖」，有的人就會想到「過食」。的確，習於攝取肉類、乳製品、油脂類等食品，飲食歐美化的人，飲食生活的確是一大問題。

這些人應該多攝取較清淡的食品。例如：羊棲菜、昆布、海帶芽等海藻類，豆腐製品、蘿蔔、胡蘿蔔、牛蒡等根菜類，小松菜、同蒿、菠菜等蔬菜類，要改善飲食，成為營養與熱量均衡的飲食。

但是，許多人認為過食等於肥胖，因此想要減肥的人就會極力地減食。

原本一天吃一碗飯，結果連飯也不吃，拼命地減量，只吃蒟蒻或一些不自然的食品，想要達到減肥的目的。最後，卻會因為貧血而倒下。

很明顯地，與其說這是減肥，還不如說是自己創造出營養失調的狀態來。

肥胖是由於身體機能衰退，無法擁有乾淨的血液循環體內所造成的。這些人可以實行以下所介紹的方法。

有很多人因為脖子僵硬，額頭無法碰到膝蓋；或是由於腹部脂肪過多，額頭無法碰

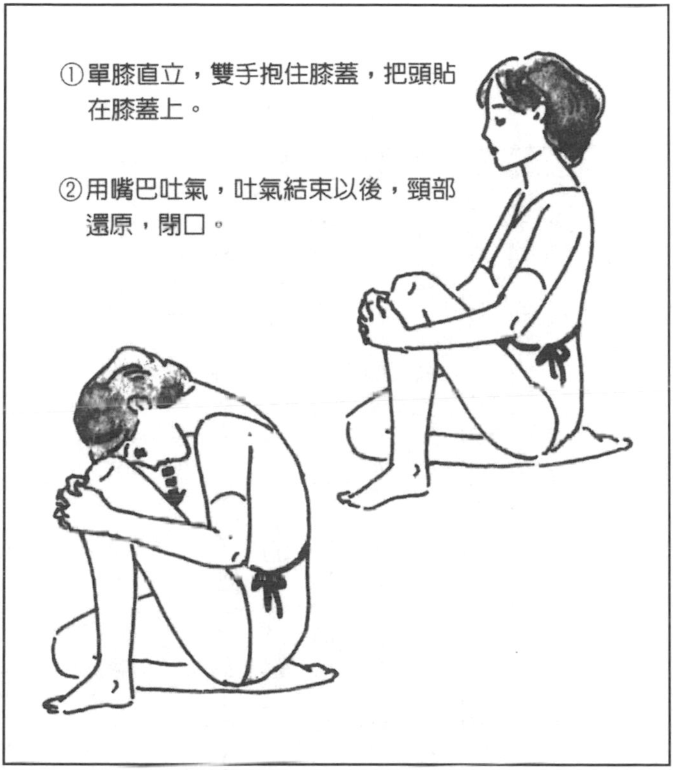
①單膝直立，雙手抱住膝蓋，把頭貼在膝蓋上。
②用嘴巴吐氣，吐氣結束以後，頸部還原，閉口。

到膝蓋。可是，只要重複做這方法，漸漸地額頭就能碰到膝蓋。不要勉強，在自然的狀態下進行較好。

①單膝直立，坐下。用雙手插著直立的膝，讓額頭不斷靠近膝蓋。

②用嘴巴吐氣，吐氣結束以後，脖子恢復原狀，閉口。這動作每天做二、三次。

7・修長的腳

使腳的水分排出體外的「揉腳法」

許多女性穿起迷你裙來，都非常美麗。現代女性的腳，愈來愈美。最近，一些穿著迷你裙的女性，的確都有一雙修長的腳。

在電車上，看到坐在前面座位的女性的腳，或是正在上下樓梯的女性的腳，可能會令男性為之傾倒。對男性而言，女性的腳的確深具魅力。

因此，腳太粗的女性會產生很深的自卑感，經常煩惱——「無法邁開大步前進」。為什麼腳會變粗？就是積存水分。只要將水分排出體外，腳就能變細。

因此，建議各位採用「揉腳法」。這方法實行一週，使血液循環順暢，就能夠把積存在腳的多餘水分排至體外。不只如此，四十歲以上的中年女性，經常會有靜脈瘤的出現。利用揉腳法，對於靜脈瘤也能產生很大的效果。

其做法如下：

①伸出一腳，另一隻腳置於其上，慢慢揉捏由拇趾乃至小趾的每一隻腳趾。

②手掌掛在五隻腳趾上，為腳趾做前後運動。

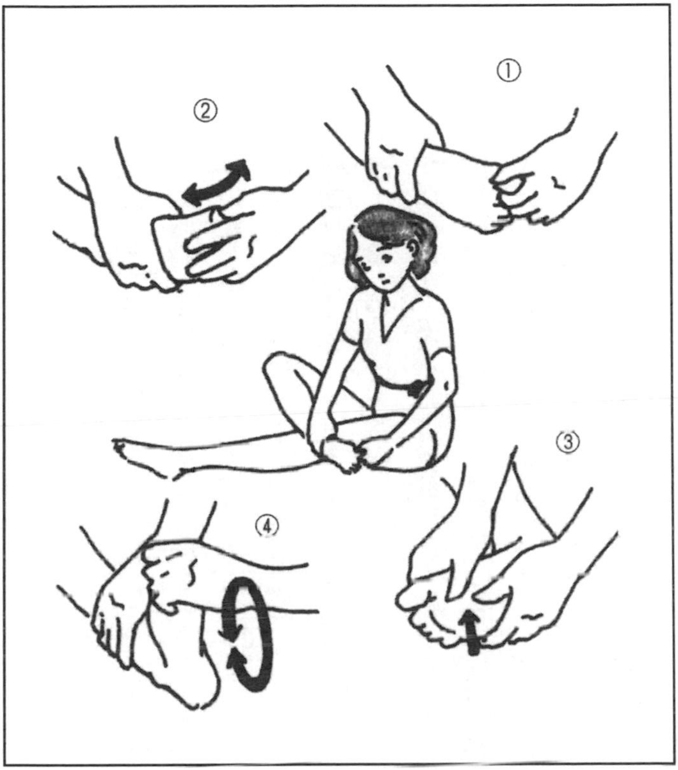

③用雙手的手指仔細指壓整個腳底。

④足踝先右轉，再向左轉。

以此為一套過程，然後再換腳進行。

有空就實行這揉腳法。比起在健身院勉強使腳變細的方法而言，效果更大。而且，不必花錢，就使粗大的腳變修長。

8・美目 使眼光柔和的「一點凝視法」

最近，很多人為了愛美去割雙眼皮。但是，這些方法卻無法創造具有魅力的眼睛。人工創造出來的眼睛，欠缺靈活的表情。整型過的眼睛無法綻放出自然眼睛的光輝。

要使眼睛美麗，建議各位採用洗眼法。

①在洗臉盆中，放入乾淨的水，用水打濕臉。

②在水中張開眼睛，數十。吐一口氣，重複做三次。

③在水中，眼睛一開一閉，重複三次。

④在水中張開眼睛，眼球（即視線）朝右轉三次，朝左轉三次。

在做②③④的間歇，稍微喘一口氣。如果在中途覺得痛苦，不要勉強，趕快起來喘一口氣。一天二次，在早晚洗臉時進行，或是外出回來時，更能提高效果。

要使眼睛更有魅力，可以合併以下的方法進行。

①盤腿，拇指朝內，握拳，自然地把拳頭置於雙膝。

②張開眼睛，凝視前方的一點。

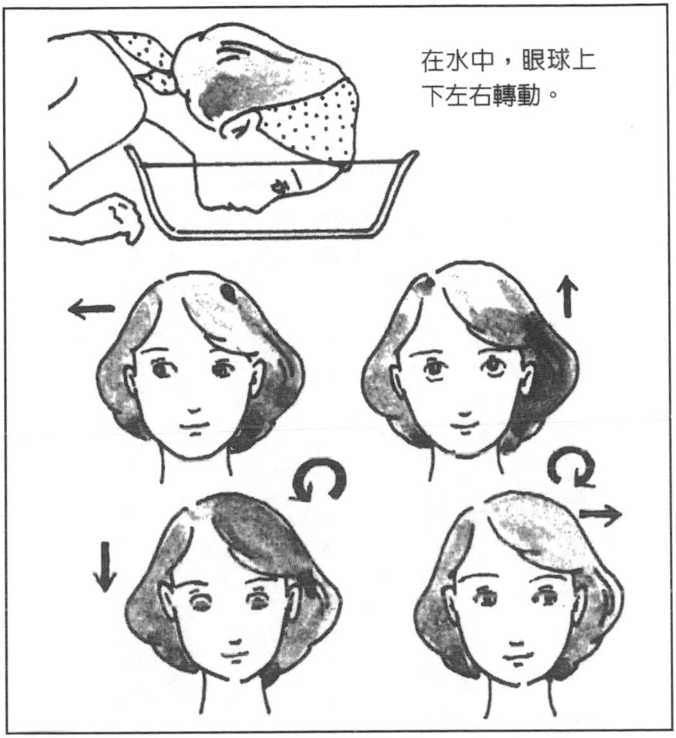

這時，可以在前方放一個成為凝視目標的物體，如插著一朵花的花瓶，或是會使人心情平靜的吉祥物都可以。凝著一點，持續一、二分鐘，眉間就會發熱。

以導引術的觀點而言，眉間附近稱為第三隻眼。隨著第三隻眼發熱，口中就充滿唾液。然後，少量慢慢地下這些唾液。一天進行一次這一點凝視法，可以當成化好妝以後的最後完成修飾法，進行一點凝視法。

9・黑眼圈

利用「推拿」使腎臟活性化

疲勞的蓄積會導致各種疾病的產生，這是無庸置疑的。但是，吃喝過量，無法獲得充足的睡眠，或是過於疲勞時，眼下會出現黑眼圈。許多人認為是性行為過度所造成的，因此很多人會嘲笑有黑眼圈的人。但是，這本來就是一種因為腎臟功能不良所造成的症狀。

腎臟有處理體內的廢物的作用。因此，一旦過濾不純物的功能減退，無法處理乾淨的汙血，會在體內增加。皮膚缺乏光澤，變得發黑，原因也在於此。最先出現的症狀就是黑眼圈。善於觀看人相的老手，只要看到黑眼圈，就會指出對方腎臟的問題。

為了去除黑眼圈，在此介紹使腎功能旺盛的推拿法。推拿即中國的「揉捏」療法。

背骨左右各有一個腎臟，高度在橫隔膜的位置。只要想像在心窩或肚臍間即可，從身體外側進行按摩就可以了。給予這刺激時，最初會感到疼痛，即表示腎臟孱弱。繼續進行，疼痛感就會消失，漸漸地覺得舒服了。

繼續實行這刺激法，能夠使腎臟活性化，消除眼下的黑眼圈。

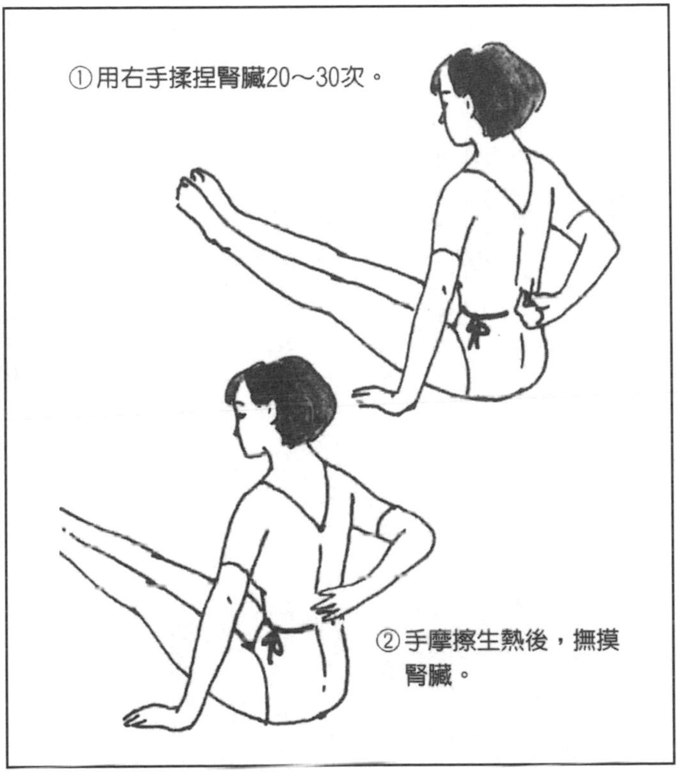
①用右手揉捏腎臟20～30次。
②手摩擦生熱後，撫摸腎臟。

為了擁有神采奕奕的臉龐，度過一天，一定要熟悉這個方法。推拿的方法如下：

①雙腳朝前方伸出，用右手揉捏同側的腎臟二十～三十次。

②相反側也以相同的方式進行。推拿以後，也要保持相同的姿勢。雙手摩擦，保持溫熱。然後，各自抵住一邊的腎臟，好像撫摸似地進行按摩。

10・創造美麗的鼻形

得到理想高度的「隆鼻法」

不論男性或女性，有很多人都在意鼻形的好壞或高低。特別是有很多女性，希望以隆鼻手術來墊高鼻子。但是，鼻子很可能只是外型的問題，卻很可能會影響健康。換言之，由鼻形就可以判斷這個人是否有鼻蓄膿症，或是肺部是否有問題。

如果擁有扁平寬廣的鼻子，可見是罹患了鼻蓄膿症。鼻蓄膿症嚴重時，膿會流到喉嚨或氣管，不僅覺得不舒服，而且會損害喉嚨。膿所帶來的害處，不只是喉嚨的異常，也會缺乏集中力，很容易罹患近視。同時，鼻子較扁的人呼氣不順暢，也會損害到肺。

擁有這種外型不良的鼻子，就健康層面來考量，也是必須予以治療的。因此，要知道簡單而根本的治療方法。

只要利用以下所介紹的隆鼻法，就能夠調整鼻形。使人相完全改變，對自己的臉也能夠產生自信。要便鼻形良好，就要用拇指與食指挾住鼻子的尖端，朝左右移動三十次，輕輕揉捏鼻子。

有空的時候，就進行這方法，就能夠創造出高低適中，適合個人臉龐的理想鼻形。

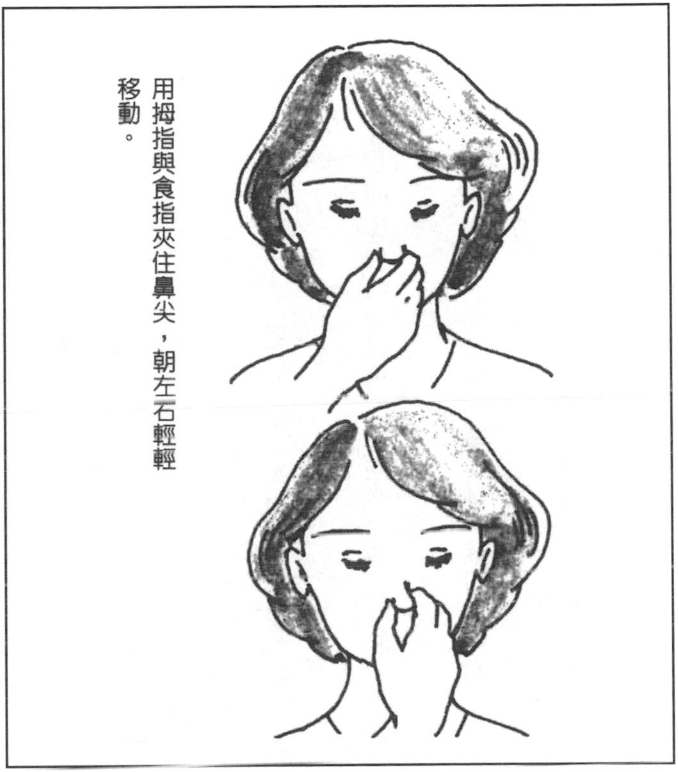

用拇指與食指夾住鼻尖，朝左右輕輕移動。

女性週刊雜誌上，經常刊載鼻子愈高愈好的說明。但是，實際上並不是如此。人工製造出來的過高的鼻子不自然，看起來也不美麗。鼻子的高低，必須配合臉型。

以這意義來看，這裡所介紹的方法，就能夠創造出最佳的鼻形。

11・緊縮嘴唇

使臉部恢復生氣的美容祕術

經常會有人問負責招考航空公司服務人員：「你認為空服員應該長得什麼樣子呢？」這時，他們的回答是：「擁有笑容，美麗的人較好啊！」

的確，擁有笑容，又長得美麗的女性，不僅能吸引男性，也能夠吸引女性。

那麼，妳是否知道決定笑臉的要素在臉的哪一部分呢？不是在眼睛，也不是在眉毛，而是在嘴唇。

眼睛能夠傳達表情或意思，嘴則能反映出一個人整張臉的印象，是影響印象最重要的重點。

換言之，要成為充滿笑臉，擁有具有魅力表情的人，先決條件是嘴唇一定要很好。

——以下的方法非常有效。

用拇指與食指抵住口的二端，慢慢地把口端往上壓。

這方法不需要任何祕訣，隨時隨地都能輕鬆進行。等車的時候，或是在電視的廣告時間，只要有空的時候，可以做幾次。

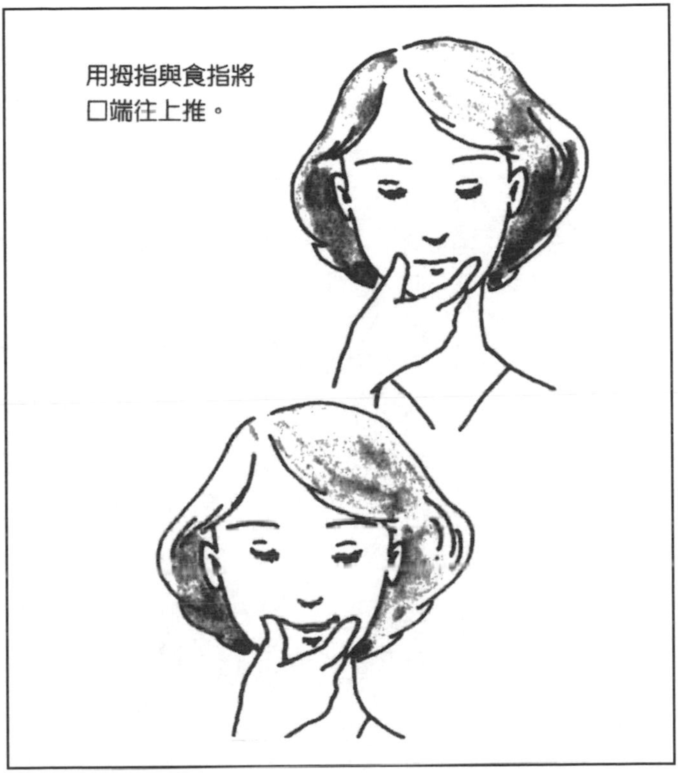

做法非常簡單，只要持續地做，就可以緊縮嘴唇。

只要口相（嘴形）改變了，整個人的印象也會完全改變。

以前，我曾教一位銀行的女性櫃檯這方法。即使不是擔任櫃檯工作的女性，相信也會希望擁有美麗的臉龐。

【體型健康檢查6】肥胖、橫幅較長者

通常，肥胖者胃內的水分較多，氣循環停滯，因此會出現鬆弛的肉，全身充滿水分。這表示內臟太柔軟，水氣多，情緒也不穩定。原本看起來高興的樣子，會突然發怒、哭泣、悲傷。感情無法長久持續。而且，氣的循環不順暢，說話遲鈍，無法順暢流利地表達。

飲酒過量也是這一類型人的缺點。同時，一旦患病，難以治癒，所以平常必須注重健康。

女性可能因為生理較多，所以不容易懷孕。情緒較為遲鈍，不容易嫉妒。

橫幅較長者又如何？這些人較矮，但是橫幅較寬，腹部或背部平坦，腋下較薄。其次，軀幹朝橫的方向擴張。這種人內臟也朝側面擴張，較脆弱。情緒不穩，容易受騙，也很容易取悅。

一旦沉溺於性行為中，便不難為情，也不害怕生病。做任何事情，總是勇往直前。

喜歡喝酒，沒有限制。女性容易罹患婦女病，也會過著只是喝酒，不容易得到子女的生活。

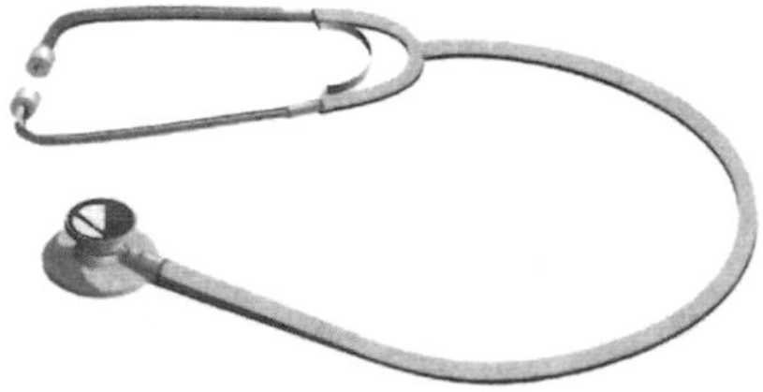

第六章

增強「精力」，防止「老化」

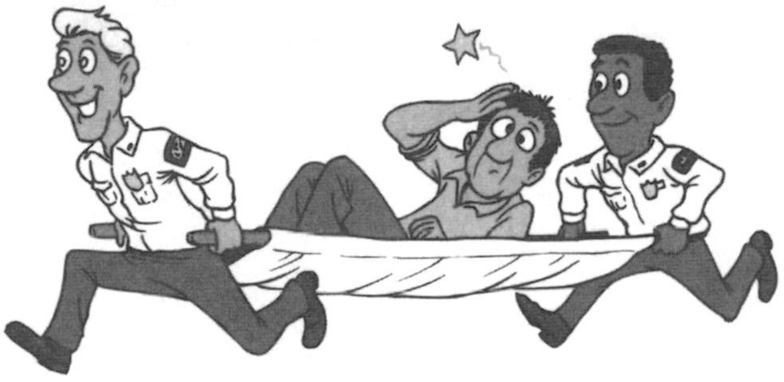

恢復年輕時的身體，不是不可能的！

——不會喪失「精力」的方法

人類在三、四十歲時，體力沒有很大的差距，但是，在過了五十歲以後，體力就會產生很大的差距。

經常會有一些人出入醫院好幾次，有的人卻會經常到海外旅行。一些二十餘歲的女性看起來像少婦一樣，有的老年人卻能和年輕女性在一起，到健身院去健身，產生明顯的個別差異。

如果默認自己的身體長時間的失調，就會加速老化，精力減退。

氣健康術的基本就是恢復年輕，本來的目的並非治療疾病。創造充滿活力、年輕的身體，才是健康法的目的。治療疾病只不過是達成目的的階段之一而已！

「只要能調整氣的流通，就能夠恢復年輕，擁有活力」，我這麼說，也許會有很多人感到懷疑。的確，一般的常識認為，老化是無法防止的。一旦人類的身體過了二十歲以後，就會出現老化現象，而感覺到肌膚的衰退或腳力的衰退。

以往，能輕鬆　讀的報紙或雜誌，也變得不容易看清文字。上下樓梯時，甚至還需要為自己加油。這些老化現像是隨著年齡的增長，一定會發生的現象，這是一般的常識。

老實說，西洋醫學沒有能夠處理老化現象的方法，說到恢復年輕，也只是建議眾人服用各種維他命和蛋白質而已！

但是，氣健康術就不同了。能夠保持年輕的身體，隨時充滿活力，也可以使老化的身體恢復成年輕的身體。

如果認為身體的失調並不算是大毛病，而放任不管，就會使失調的症狀慢性化。但是，還是有很多人在不嚴重的情況下，認為「不要緊」，而忽視其存在。

不過，這卻是錯誤的想法。所謂「老化現象」，不是隨著年齡的增長才會出現的現象，而是甚至在年輕時也會出現的現象。

如果說慢性病全是老化現象，絕非言過其實。但是，只要巧妙地練成氣健康術，就能夠防止老化。最重要的是，能夠充實精力。老化可以透過精力的充實而防止。本章就為各位說明不會失去精力的祕訣。

1・增強精力

充滿精氣的「腰部鍛鍊法」

有一些人會若無其事地說：「最近，我覺得好像有點力不從心了！」或是——「我已經從女人堆裡畢業了！」當然，在現代社會中，壓力也是造成性能力減退的原因之一。但是，原本性器在身體中，是最充滿精氣的部位，縱使身體已處於假死狀態下，陰莖還是會勃起。

但是，還是有一些三十餘歲的男性會陽痿，感嘆自己無法進行性行為。只要是正常人，男性會希望一生中都具有性能力。在而立之年，正值壯年時便不舉，當然會覺得欲哭無淚。相同年齡的人，有的人在一週內，可以和四、五位女性上床，不會感到疲勞；而有的人只要一做愛，就會覺得疲累萬分，對工作形成障礙。

性機能與頭腦有很大的關聯。例如：一直做使用神經、較燒腦的工作（例如：記者、公關人員、業務員、設計師等等），對於性的欲望就會急遽減退。

但是，正值壯年時，美女當前，卻無法湧現性慾，的確令人感到擔心。男性本身的造精機能不論再如何使用，也不會變得喪失能力或孱弱。只要妥善護理，到死為止，性

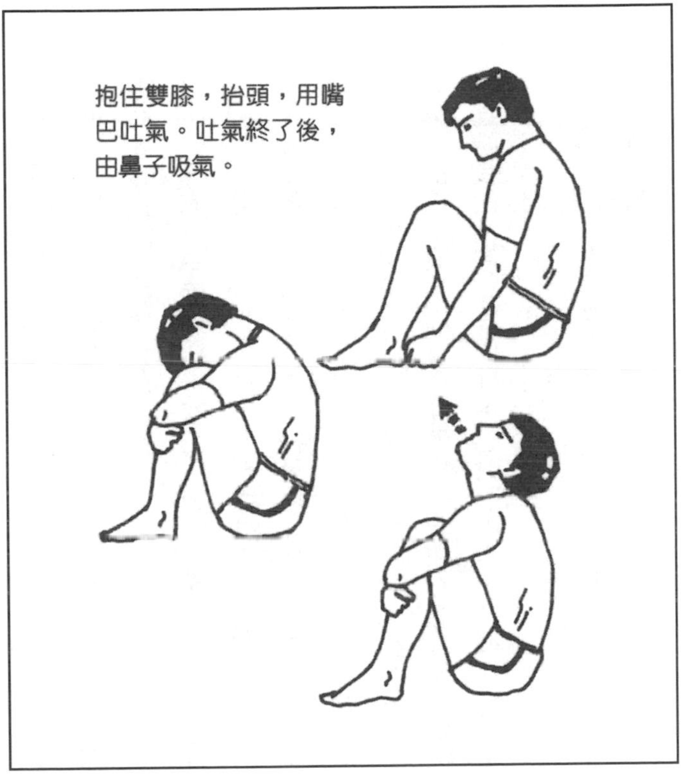
抱住雙膝，抬頭，用嘴
巴吐氣。吐氣終了後，
由鼻子吸氣。

能力仍能持續不輟。

精力可以說是人類活力中基本的基本，是生存的根源。因此，精力衰退不僅造成夫妻失和，連社會生活和工作方面也會造成負面的影響。

不過，一般而言，精力衰弱的男性卻有一個共通點，即腰老化的事實。腰是身體重要的部分。感覺到精力衰退的人，要先鍛鍊腰，而鍛鍊腰的方法如下：

①雙膝彎曲，坐下。

②用雙手抬住雙腳的膝頭，朝前方用力推引，頭碰到膝蓋頭。

③抱膝，抬頭，用嘴巴吐氣。吐氣結束後，由鼻子吸氣。

①②③的動作重複做七次。

以上為一套，早晚進行一次，一天至少進行兩次。做這動作時，有的人身體僵硬，頭無法碰到膝蓋。有的人則是由於高血壓所造成的影響，這些人必須要注意了。

利用強化腰力的方法，使已經衰退的精力重新復甦，增強對性行為的自信與希望。在此，試介紹提高持續力與勃起力的方法。

這就是所謂的「金冷法」，這是大家耳熟能詳的方法。但是，導引術想告訴各位的就是，金冷法不是只利用冷水澆淋男性的性器就可以，問題在於澆淋的部位。

男性陰囊的內側有好像縫線一般的肌肉，必須利用冷水、溫水交互刺激這部位，才是金冷法的祕訣。

男性本身用一隻手將陰囊向上抬，然後用溫水澆淋三～五次，再用冷水澆淋三～五次，這過程重複五次。

另一種強精法，是在泡澡時可以進行的方法。坐在浴缸裡，腳伸直，在左手握住整

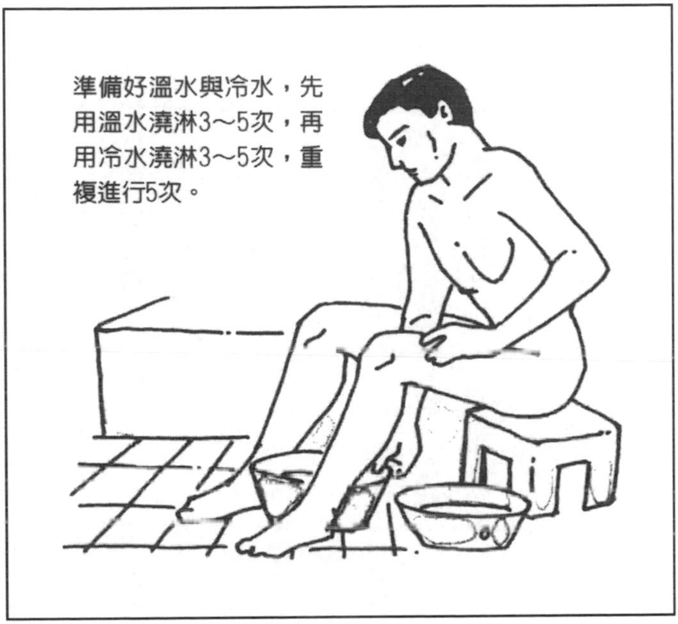
準備好溫水與冷水，先
用溫水澆淋3～5次，再
用冷水澆淋3～5次，重
複進行5次。

個陰囊，輕輕揉壓五十次。陰莖勃起時，直起腰，用右手手掌按摩尾椎骨附近，直到勃起的現象消失為止。

但是，各位切莫以為利用這方法，能使精力恢復，而耽溺於性行為中。如此一來，反而會導致性能力減退，因為使用精力也要適可而止，精力不是無限量供應的。

2・四十肩、五十肩

抬不起肩膀的疼痛，也能輕易治好！

肩膀痠痛是老化現象。但是，近來一些青少年也出現了這些老化現象。詢問指壓師或按摩師，發現因為肩痛慢性化，而前來接受治療的學生，已經明顯地增加了。熬夜用功、彈鋼琴、打網球等，都是導致疲勞的原因。但是，這的確是一種老化現象。二十餘歲的人與五十餘歲的人的肩膀痠痛，當然是相同的。不過，以前過了中年以後，才會出現的肩膀痠痛，現在竟然連年輕人都出現了。

肩膀痠痛就是由於肩膀或後頸的肌肉瘀血所引起的。要治療，必須要使身體的活動與呼吸同調，才能對經絡產生好的影響，將新鮮的氣血送到肩膀的肌肉，去除瘀血。中年以後，手臂突然無法上抬，或是肩膀非常疼痛，這就是所謂的四十肩或五十肩。

利用按摩或指壓，能夠暫時去除瘀血。但是，如果無法送達新鮮的氣血，病情還是會復發的。可是，如果利用「氣健康術」排泄肩膀的邪氣，就能夠簡單治好這些疾病，其方法如下：

①雙腳伸直，坐下，左手壓住下顎，右手貼在後頭部。

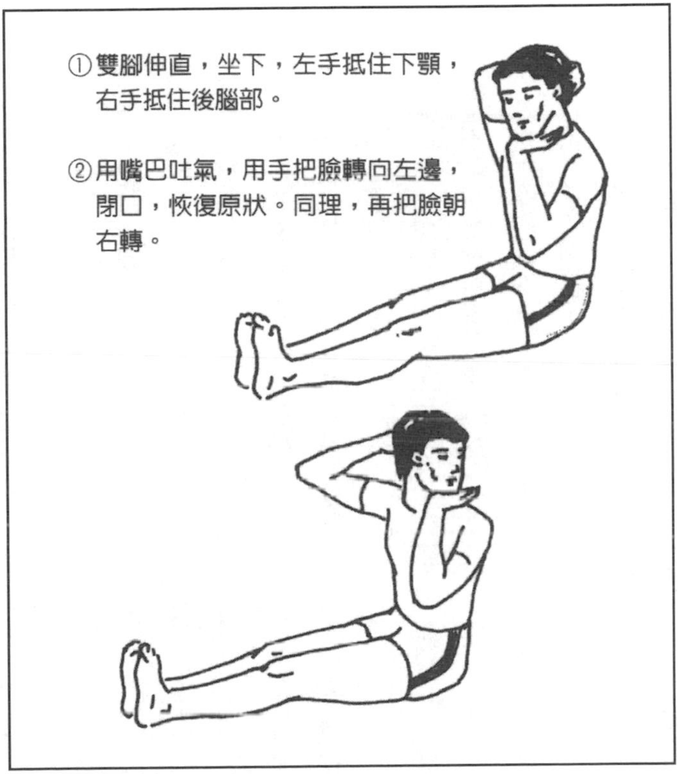
①雙腳伸直，坐下，左手抵住下顎，右手抵住後腦部。
②用嘴巴吐氣，用手把臉轉向左邊，閉口，恢復原狀。同理，再把臉朝右轉。

②用嘴巴一邊吐氣，一邊用手把臉往右轉。接著，閉口，臉恢復原狀。

接著，手朝相反的方向進行，將臉朝右邊轉。左右各一次，共進行三次。

張開眼睛進行，注意肩膀不可移動。如果臉朝左右轉時，感到疼痛，不可勉強進行。

3・禿頭、白髮

停止掉髮的頭髮老化防止法

許多人認為，到了一定的年齡，頭髮的老化現象無可避免的事實。但是，很多人在年輕時，頭髮就開始老化，而認為——「我是具有少年白的遺傳因數」，或是——「我的父親和祖父從年輕時候開始，頭髮就很少，所以我也難逃這宿命」，因而產生放棄的心態。這些令人感到煩惱的三千煩惱絲的問題，使自古以來被視為對治療禿頭有效的生髮劑，或是使白髮變黑髮的藥物非常暢銷。但是，這些藥物卻無法展現如其廣告所說的效果，這也是事實。

生髮劑的種類繁多，使廣告也陷入白熱化的戰爭。但是，要從身體外利用藥物進行治療，是不可能那麼簡單就長頭髮的。

為什麼呢？因為要長頭髮，其實也與恢復年輕的方法有關。生理恢復年輕，在此，為各位介紹以下的例子。

頭頂部和兩側完全沒有頭髮，只有後腦部還殘留一些頭髮——這是Y先生的例子。Y先生在六十五歲時，從北陸的某個縣來到我這兒，足腰無力，全身也無力。好不容易才抵達福島縣，前來找我。

教他做法，他始終記不牢。大聲提醒他注意，他的目光茫然。如果不以一對一的方式指導，他根本無法學習，是非常難處理的人物。但是，他卻希望能治好疾病。在他熱切的盼望之下，我持續一週指導他，發現他走路的姿勢完全改變了，肩膀痠痛和便秘也治好了。後來，他終於很有自信地回家去了。

一個月後，Y先生打電話來問我，是否有治療禿頭的方法。他在身體恢復年輕後，由於本身的體驗，而相信我的方法能產生效果。於是，我教導他治療禿頭的方法。在第一週內，摸一摸頭頂，覺得有一點粗糙感；兩週以後，他說已經長了三毫米的黑髮。

由此可知，身體恢復了年輕，頭髮也能恢復年輕。但是，我想強調的並不是治療白髮或禿頭，否則各位可能會誤以為我是在變魔術。實際上，Y先生勤於實行我教他的方法，而效果不只是出現在頭的部分。要治療需要花較長的時間，因人而異，有的人甚至難以治癒。

此外，希望各位能了解，要使黝黑的頭髮再度長出來，不只是對於頭部，也要對其他的器官進行護理。尤其是腎臟孱弱時會掉頭髮，而且容易罹患白髮。

總之，想要恢復頭髮，僅僅是注意頭部，是無法產生效果的。利用以下的方法，可以治療掉髮或白髮。

①雙腳伸直，坐下，雙手手指稍微用力，朝著頭頂上按摩十八次。

②用手掌輕輕敲打十八次。

普通人早晚進行兩次，頭髮稀疏者一天進行五次以上。掉頭髮或白髮的人，持續進行一週，就會使情況好轉。

由於談到掉髮或脫毛的預警，容易產生頭皮屑時，表示生髮的能力降低。放任不管的話，會使脫毛增加，就變成真正的禿頭了。

掉頭髮與白髮必須使營養源，即頭的氣血循環順暢，所以日常的護理是不可或缺的。換言之，一旦骨老化，頭的皮膚變得粗糙，喪失柔軟性，就容易產生頭髮的問題，而其前兆就是頭皮屑。也就是表現在肉體孱弱的部分。

這時，可以採用按摩頭的方法。

一般人早晚進行兩次；有禿頭現象的人，一天進行五次以上，就能夠向頭皮屑說再見。如果是掉髮、白髮，可能實行一週，就會產生好轉的跡象。即使是禿頭的人，在第十天也能產生變化，第二個月可能在禿頭的部分，就會長出一些細毛來。

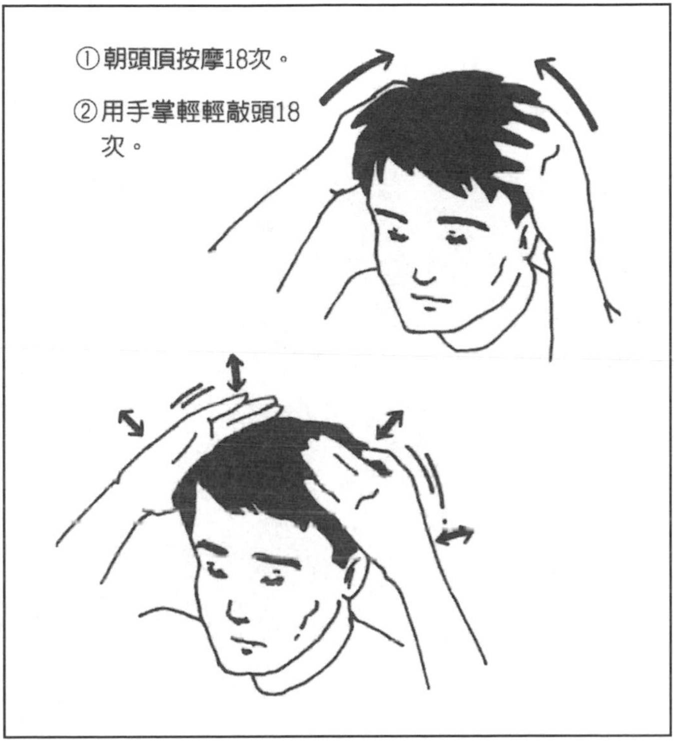
①朝頭頂按摩18次。
②用手掌輕輕敲頭18次。

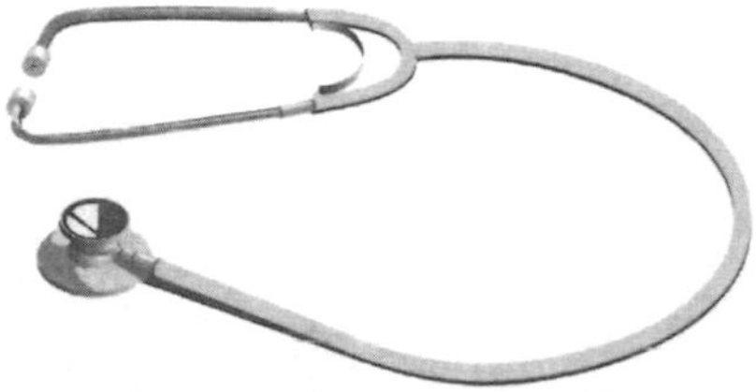

終　章

人體神奇的自癒力

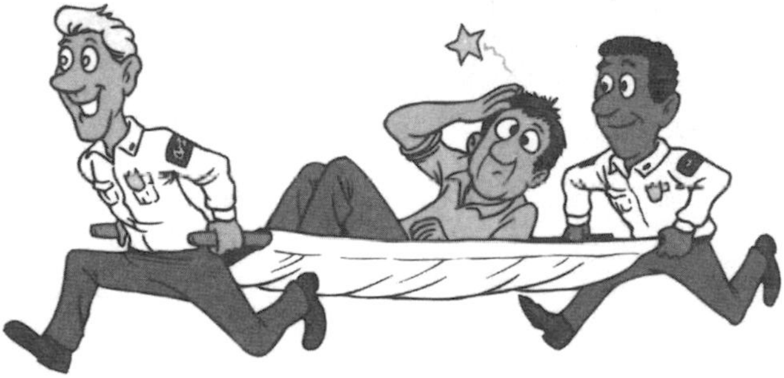

你不瞭解自己身體的自癒能力

人一生病，就找醫生吃藥、打針，實際身體越吃越弱，下一次用藥的劑量可能就要成倍增加，特別是抗生素效果還會遞減……其實，人體有你想像不到的強大自癒力。「自癒力是人體與生俱來的潛能，具有巨大的神奇力量，不會因年齡增大而消失」。

1．60％的疾病都能自癒

德國《生機》雜誌2006年刊登的一篇文章：研究人員發現，只要注意調養和改善生活習慣，60％～70％的疾病都能夠自癒。

這與洪昭光教授曾在接受《生命時報》記者採訪時說到的不謀而合：從某種程度上來說，醫生治病，只是激發和扶持人類機體的自癒力而已，最終治好疾病的，不是藥，而是人們自己。

〔自癒的原理〕

這是因為，人體內其實蘊含著一個大「藥鋪」——其中包含著各種各樣的激素，這些激素就是「藥鋪」的藥材，將其排列組合，可以配出30多種藥方來。

不僅如此，人體內還配備了一位高度負責的貼身「醫生」——自癒系統，這包括免疫力、排異能力、修復能力（癒合和再生能力）、內分泌調節能力、應激能力等。

當人有不適或生病時，這位「醫生」可以敏感地捕捉到人體異常信號，馬上調整人體的各種功能，並及時調動「藥鋪」中的各種激素，進行「配藥」、「用藥」，從而達到治療的目的。

相反，如果人體的這種能力遭到徹底破壞，即使華佗再世，也不可能挽救性命，愛滋病之所以成為「不治之症」，最主要的問題是免疫系統遭到了滅頂之災。

2．自癒力從頭治到腳

只要能和這些激素做好配合，充分調動其積極性，就能夠捍衛好身體健康的大門。人生病即使不吃藥也能好。

一、感冒

當身體受到細菌、病毒的襲擊時，自癒系統會迅速地組織免疫細胞來打一場防衛戰。其中，最典型的就是感冒。

大多數感冒都可以不治而愈，這個過程大概需要5～7天。事實上，沒有藥物能直接治療感冒這種病，所有抗感冒藥不過是緩解由感冒引起的鼻塞、咳嗽等症狀罷了。

感冒後，學會這樣做：

- 多休息
- 大量服用富含維C的水果；
- 換個大水杯，保證每天喝二千cc水；

• 遠離肉蛋乳製品，因為這些食物較難消化，感冒時最好多吃容易消化的食物。因為人體消化食物要消耗能量，感冒時體內T淋巴細胞要消耗很多能量與病毒作戰。

二、小傷口

當身體受到了機械、物理的損傷，它會默默地修復傷口、促 痊癒。比如，不小心摩擦壞了皮膚、出了血，但過一會兒就會自然止住，這就是體內有天然的止血藥——血小板。

除了身體表面的傷口，包括胃潰瘍、口腔潰瘍之類的「傷痕」，甚至骨折、腦部傷害等，當傷害一開始，機體會立刻自然地產生再生作用，分化出新的細胞，使受傷的細胞結痂脫落，轉變成新的肉芽組織，完成自療。

三、輕度「三高」

當機體內出現了多餘的垃圾廢物，它又會有條不紊地通過各種管道將其清除。比如，肝臟、腎臟都可以為身體排毒；體內積聚了多餘的脂肪熱量，通過均衡的飲食、適度的運動，脂肪肝、部分心腦血管疾病、糖尿病、痛風等生活方式疾病在初期，不用藥也可以控制得很好，只要定期監測就會掃清身體的隱患。

四、失眠

很多情況下，一上來就吃安眠藥無異於飲鴆止渴，事實上，放鬆心情、適當鍛煉，可以起到意想不到的效果。

此外，腸道易激綜合症（IBS），最根本的誘因就是過度緊張，因此調節好心理才是治療的根本。

五、發燒

當人受感染時，體溫升高是一種保護機制，可以抵禦某些病菌的繁殖。因此，一般來說，低於38℃的發燒，多休息、多喝水就可以緩解，並不需要吃退燒藥。

如果身體虛弱，還可以適當補充、蛋白質、脂肪、維生素含量高的食物，以滿足人體所需的能量。

六、上吐下瀉

據《生命時報》報導，孕婦嘔吐，是對胎兒的一種自我保護；很多時候，拉肚子也是一種自我防禦。

當我們吃了有毒食物後，往往會上吐下瀉，這樣毒物才能及早地從體內排出，最大限度地降低「病從口入」的風險。此時，只要讓腸胃充分休息，適時補充一些水分就可以了。

3．如何激發自癒力？

自癒力人人與生俱來，但是，天然的東西最怕不合適的干預。如何正確激發、保護五臟自癒力，看下面為大家總結的吧：

為了健康，要跟我們的身體隨時都能激發自癒力可以讓我們少得病、不得病。但是不可以替代醫療手段哦！

一、激發心臟、血管自癒力

所有的血管都是和心臟息息相連的，心臟自癒力上來了，血管有點毛病，都是可以自己恢復的。

心臟每天運行，「激發」需要每天進行：

（一）減點鹽。

為了增強心臟自癒力，減量不吃鹽，可以找些高鹽調味料的替代品，檸檬、山楂、番茄醬等。

（二）加點鉀，助排鈉。

鈉吃多了，會降低心臟自癒能力（例如：泡麵、零食、發酵食品、加工食品以及精製食品），造成胸悶、心悸，高鉀食物（例如：香蕉、海帶、菠菜）則有利於排鈉，增強自癒能力。

（三）加點鈣，護血管。

每天吃黃瓜籽和黑芝麻等高鈣的食物，激發血管自癒力。

二、激發骨骼自癒力

發生骨折時，骨骼中的活性成分骨細胞就會被自動啟動，它對骨頭修復發揮著關鍵作用。

談到骨骼大家就會想到維生素D，其實這種觀點比較陳舊，真正鎖定骨細胞的，是維他命K。

激發方法：每天要吃一次菠菜或西蘭花，它們含有豐富的維生素K。骨折發生6周後，應適當活動以刺激骨細胞，加速骨骼修復。

三、激發肝臟自癒力

肝臟是唯一即使切除部分壞死組織，也可自我修復的器官。

激發方法：平常可以多吃含葉酸和B群維生素的食物、特別是用大棗煮水長期喝，以激發肝臟的自癒力。

四、激發腎臟自癒力

很多人不知道，人類的腎臟具有很強的自我修復能力。

談到腎自癒力的問題，「國醫大師」、腎病研究專家鄭新教授提供了一個方子：

激發方法：黃芪熬湯煮飯。黃芪先熬水，然後煮飯，一天的用量在100cc以內。

五、激發胃腸道自癒力

胃腸道細胞是人體更新速度最快的細胞，平均一兩天就會更新一次。只要抓住這個時間：

激發方法：早餐吃全穀物食品，就是老玉米和燕麥，全麥麵、饅頭。這樣的用食，為胃部自癒力的激發提速。

六、激發肺部自癒力

煙霧等嚴重污染會加重肺臟負擔，破壞它的自我修復功能。視黃酸（通稱A酸）有助於肺臟自癒力激發。

激發方法：胡蘿蔔、紅薯和芒果要每天吃，量不應低於九百毫克。

七、激發大腦自癒力

其實，我們的腦子並不是老了才會老化，人的大腦在我們上高中的時候就停止產生神經元，走下坡路了。但不要絕望，腦力越鍛鍊就會越活化了。

激發神經元生成，充分喚醒沉睡的大腦自癒力：

激發方法：快步走。每天至少30分鐘，每週2～3天。

你看那些不幸老年癡呆的朋友幾乎都是整年不運動的，這種行為就是給自癒力休假的大好機會了。

明確一點：身體本有天然「神醫」，別迷信化學藥物，而忽視人體內在藥，大家一定要切記切記！

國家圖書館出版品預行編目資料

導引術自癒力，健康研究中心主編，初版，
新北市：新視野 New Vision，2023.11
面；公分--
ISBN 978-626-97314-1-1（平裝）

1. CST：氣功 2. CST：導引 3. CST：健康法

413.94 112005053

導引術自癒力

健康研究中心主編

〔出版者〕新視野 New Vision
〔製　作〕新潮社文化事業有限公司
〔製作人〕林郁
電話 02-8666-5711
傳真 02-8666-5833
E-mail：service@xcsbook.com.tw

〔總經銷〕聯合發行股份有限公司
新北市新店區寶橋路 235 巷 6 弄 6 號 2F
電話 02-2917-8022
傳真 02-2915-6275

印前作業　東豪印刷事業有限公司
印刷作業　福霖印刷有限公司

初　　版　2023 年 11 月